U0190548

"十四五"时期国家重点出版物出版专项规划项目

重庆市中西医结合学会

血液病诊治科普丛书

医话淋巴瘤与骨髓瘤

YIHUA LINBALIU YU GUSUILIU

丛书总主编 张 曦 黄晓军 吴德沛 胡 豫

主　　编 高 力 李 剑 饶 军

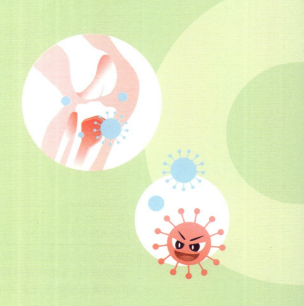

重庆大学出版社

图书在版编目(CIP)数据

医话淋巴瘤与骨髓瘤 / 高力, 李剑, 饶军主编.
重庆 : 重庆大学出版社, 2025. 3. -- (血液病诊治科
普丛书). -- ISBN 978-7-5689-4933-0

Ⅰ. R733.4 ; R733.3

中国国家版本馆 CIP 数据核字第 20242V85L9 号

医话淋巴瘤与骨髓瘤

YIHUA LINBALIU YU GUSUILIU

主 编 高 力 李 剑 饶 军
副主编 曹欣欣 向茜茜 曾韫璟 李佳丽
策划编辑:胡 斌 张羽欣
责任编辑:张羽欣 版式设计:胡 斌
责任校对:谢 芳 责任印制:张 策

*

重庆大学出版社出版发行
出版人:陈晓阳
社址:重庆市沙坪坝区大学城西路 21 号
邮编:401331
电话:(023)88617190 88617185(中小学)
传真:(023)88617186 88617166
网址:http://www.cqup.com.cn
邮箱:fxk@cqup.com.cn(营销中心)
全国新华书店经销
重庆长虹印务有限公司印刷

*

开本:890mm×1240mm 1/32 印张:8.625 字数:180 千
2025 年 3 月第 1 版 2025 年 3 月第 1 次印刷
ISBN 978-7-5689-4933-0 定价:45.00 元

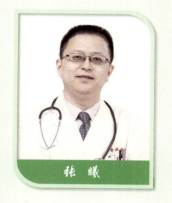

张曦

主任医师，教授，博士生导师。陆军军医大学第二附属医院血液病医学中心主任。军队学科拔尖人才，陆军科技英才，国家科学技术进步奖二等奖、中华医学科技奖一等奖获得者。擅长血液肿瘤的造血干细胞移植与细胞免疫治疗。主编/副主编《医话血液》《HLA不全相合造血干细胞移植》等5部专著。中华医学会血液学分会第十二届委员会副主任委员，中国抗癌协会血液肿瘤专业委员会副主任委员，中国医院协会血液学机构分会副主任委员，中国造血干细胞捐献者资料库第九届专家委员会副主任委员，中国医师协会血液科医师分会常务委员，中国血液病专科联盟副理事长，中国病理生理学会实验血液学专业委员会常务委员，*Blood & Genomics* 杂志主编。

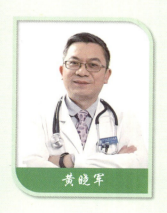

黄晓军

主任医师，教授，博士生导师。北京大学血液病研究所所长，国家血液系统疾病临床医学研究中心主任。北京大学博雅讲席教授，中国工程院院士，中国医学科学院学术咨询委员会学部委员，法国国家医学科学院外籍院士。世界华人医师协会第四届理事会副会长，中华医学会血液学分会第九届委员会主任委员，中国医师协会血液科医师分会会长，中国中西医结合学会第九届血液学专业委员会主任委员。

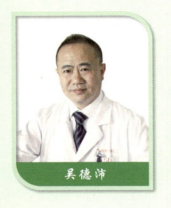

吴德沛

主任医师，教授，博士生导师。苏州大学附属第一医院血液科主任，国家血液系统疾病临床医学研究中心常务副主任。长期从事血液系统疾病的临床工作，致力于恶性血液肿瘤的精准诊疗。中国人民政治协商会议全国委员会委员，中华医学会血液学分会第十一届委员会主任委员。

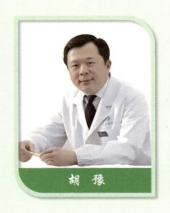

胡 豫

主任医师，教授，博士生导师。华中科技大学血液病学研究所所长，生物靶向治疗教育部重点实验室主任。国家重点学科带头人，卫生部有突出贡献中青年专家，国家杰出青年科学基金、国家科学技术进步奖二等奖、全国创新争先奖、全国教书育人楷模、何梁何利基金奖等获得者。中华医学会血液学分会第十二届委员会主任委员、血栓与止血学组组长，中华医学会内科学分会常务委员，中国医师协会血液科医师分会副会长，国际血栓与止血学会教育委员会委员，亚太血栓与止血学会常务委员，*Journal of Thrombosis and Haemostasis* 副主编，*Thrombosis Research* 副主编，《临床急诊杂志》主编，《中华血液学杂志》副主编，《中国医院管理》副主编。

主编简介

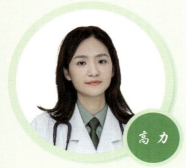

副主任医师,副教授,博士生导师。陆军军医大学第二附属医院血液病医学中心副主任。重庆市中青年医学高端人才,重庆市学术技术带头人后备人选。擅长淋巴瘤、骨髓瘤的诊治和细胞治疗。参编《医话血液》《现代临床医学导论》等。中华医学会血液学分会青年委员会委员、淋巴细胞疾病学组委员、浆细胞疾病学组委员,中国抗癌协会血液肿瘤专业委员会委员。

主任医师,教授,博士生导师。北京协和医院血液内科主任。科研方向主要集中在血液肿瘤的临床和基础研究。作为通讯作者(含共同)在 *Circulation*、*Blood*、*Leukemia* 等国际主流血液学期刊上发表 60余篇 SCI 论文。中华医学会血液学分会常务委员,北京医师协会血液科医师分会副会长,《中华血液学杂志》编委,中国 Castleman 病协作组组长,中国少见浆细胞病协作组组长。

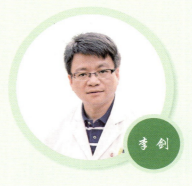

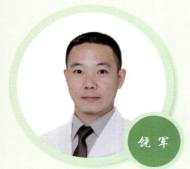

副主任医师,副教授,博士生导师。陆军军医大学第二附属医院血液病医学中心主任助理。陆军军医大学苗圃人才。擅长淋巴瘤的精准诊疗及耐药机制研究。参编《成人 T 淋巴母细胞性淋巴瘤诊断与治疗中国专家共识(2023 年版)》。重庆市医学会血液学分会青年委员会副主任委员,中国抗癌协会血液病转化医学专业委员会青年委员,中国医药教育协会血液学专业委员会委员。

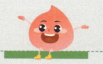

丛书序一

近年来，我国的血液病发生率和确诊人数正在逐步上升，2024年全国癌症报告统计数据显示：截至2022年，中国血液病患者人数为400万~500万。随着中国老龄化社会的到来，患者人数仍可能进一步增加，血液肿瘤（如淋巴瘤、白血病、多发性骨髓瘤等）已成为威胁人民生命安全与身体健康的重大疾病。

党的十八大以来，以习近平同志为核心的党中央把维护人民健康摆在更加突出的位置，将健康中国的建设上升为国家战略，确立了新时代卫生与健康工作方针，努力全方位、全周期地保障人民健康。习近平总书记指出，现代化最重要的指标还是人民健康，这是人民幸福生活的基础。

血液病种类繁多，病情复杂，包括但不限于白血病、淋巴瘤、骨髓瘤、再生障碍性贫血、地中海贫血、弥散性血管内凝血、血小板减少症、骨髓增生异常综合征等。民众普遍缺乏对血液病的认知，导致了两方面的问题：一方面，患者往往缺少血液病筛查的意识，从而错失了早期诊断治疗的最好时机；另一方面，在后期治疗中，患者又可能因依从性不够而影响治疗的规范化。因此，对于如何提升民众对血液病的科学认识，科普就显得格外重要。此外，中华人民共和国成立后，在历代中国血液人传承、创新的不懈努力下，我国血液病诊治水平得到大幅提升，例如急性早幼粒细胞白血病诱导分化治疗、"北京方案"单倍体造血干细胞移植等创新技术已赢得国际认可，并跻身世界一流临床方案的梯队，这些成绩和进展也应该通过科普传播让国人知晓。

习近平总书记强调，科技创新、科学普及是实现创新发展的两翼。

近年来，我国血液病医务工作者编写了多种科普书籍，从独特的科学视角和丰富的临床层面对常见血液病防治进行了讲解。然而截至目前，我国尚缺乏一套具有整体规划和系统阐述血液病诊防治的科普丛书。基于此，陆军军医大学第二附属医院（新桥医院）、北京大学人民医院、华中科技大学同济医学院附属协和医院和苏州大学附属第一医院在"十四五"时期国家重点出版物出版专项规划项目的支持下共同组编了这套"血液病诊治科普丛书"。

该套丛书共分为六册，从血液系统的基本构成解析了血液病的发生发展机制，分类阐述了各种血液病。采用基础讲解、一问一答、案例示范等多种形式，力图通过通俗易懂的语言和生动形象的插图，站在大众角度将临床诊治中遇到的常见问题娓娓道来，力求将专业的血液病医学知识转化为通俗易懂、能被普通人接受的常识，科学且实用地介绍了血液病诊、治、防相关的"三级预防"相关知识。希望这套丛书能给广大患者提供从血液病的认识、预防、早期筛查到规范诊疗、康复管理的全方位指导和服务。

陆军军医大学第二附属医院血液病医学中心张曦团队长期致力于血液病科普防治工作的宣传和普及，其团队主编的《医话血液》（2022年全国优秀科普作品）为该套丛书的编写打下了坚实基础。

个人的健康是立身之本，人民的健康是强国之基。相信该套丛书的出版将增强全民血液病防治意识，提高我国患者及其家属关于血液病的总体认识，降低血液病的发病率，促进患者执行规范化治疗，节约社会卫生资源，提升我国人民的整体健康水平，推动实现健康中国的战略目标。

期待丛书早日出版，期望血液病患者早日恢复健康！

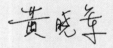

中国工程院院士
中国医师协会血液科医师分会会长
北京大学血液病研究所所长
国家血液系统疾病临床医学研究中心主任

丛书序二

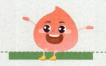

生命是如此美丽，也是如此脆弱。

有一种血液病如同暗夜幽灵，可以悄无声息地威胁人们的身体健康，它来势凶猛，短期即可威胁生命，它就是恶性血液病——那个让人闻之色变的"杀手"血癌。在我国，每分钟就有2人被确诊为恶性血液病，这不仅是一个数字，更意味着一个个可能消逝的鲜活生命，其背后也是一个个家庭的破碎。每当提及"血癌"这个字眼，空气中似乎都弥漫着压抑与不安，然而你可知道，面对这样的"敌人"，在现代医学高度发展的今天，我们并非束手无策，最大限度地避免和减轻血液病的危害，已成为每位医务工作者应尽的责任。

对于血液病，世界卫生组织早已为我们点亮了一盏明灯，提出了"三个三分之一"的宝贵观念：有三分之一的血液病是可以通过我们的努力预防的；有三分之一的血液病，如果能在早期被发现，那么治愈的希望就会大大增加；剩下的三分之一，即便无法完全治愈，也可以通过科学的治疗手段为患者减轻痛苦、延长生命。这三个三分之一，就像三道坚固的防线，守护着人们的健康。然而，对于血液病的发生情况和诊治现状大多数人并不了解，一旦有人得病，患者和家属均表现出失措和茫然，甚至做出错误的医疗选择。

习近平总书记强调，科技创新、科学普及是实现创新发展的两翼。加快推进健康中国建设，提倡科普先行是非常重要的环节。结合国内尚缺乏全面系统的血液病科普著作的现状，在"十四五"时期国家重点出版物出版专项规划项目的支持下，陆军军医大学第二附属医院血液病医学中心、北京大学人民医院、华中科技大学同济医学院附属协和医院血液病学研究所、苏州大学附属第一医院共同组编了本套血液病诊治科普丛书。丛书中的每一册针对具体疾病种类，如同一把钥匙，帮助大家打开了了解血液病的大门。从"血液病是什么"这个最基本的问题开始，到"如何预防血液病""如何早期诊断"这些实用的科普知识；从基本的血液组成，到具体的"血液病的治疗、移植、护理、康复"等专业领域的深入浅出的解读，我们力求用通俗易懂的语言，将科学实用的知识传递给每一位读者。

我们深知，面对血液病这样的重大挑战，仅仅依靠专业的医学知识是不够的。因此，我们在书中穿插了丰富的插图和生动的案例，让读者在轻松的阅读中掌握有关血液病诊、治、防的基本科学知识。我们希望本套丛书能够成为广大读者的贴心朋友，帮助他们了解血液病防治的正确方法以及治疗后康复的正确措施，避免对血液病产生消极、盲目甚至是错误的看法和行为。

值得一提的是，本套丛书的作者团队均由国内血液病学领域权威知名专家组成。我们长期奋战在血液病治疗的临床一线，对患者所想所需有着深刻的了解和洞察。我们用贴心的笔触、真实的案例，将自己的经验和智慧凝聚在本套丛书中，希望能够帮助更多的人提高对血液病防治的认识。

让我们一起携手，通过科学预防、早期诊断、规范治疗、积极康复，以及保持良好心态来应对血液病，共同维护血液生态和生命健康。

主任医师，教授，博士生导师

教育部"长江学者"特聘教授

陆军军医大学第二附属医院血液病医学中心主任

全军血液病中心/临床重点专科主任

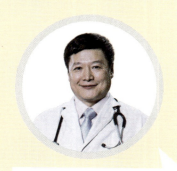

　　淋巴肿瘤是一类起源于淋巴组织、淋巴结及骨髓浆细胞的恶性肿瘤。在过去的几十年间，其全球发病率持续上升，成为增长速度相对较快的恶性肿瘤之一。《医话淋巴瘤与骨髓瘤》作为"血液病诊治科普丛书"中的一册，专为普通大众、患者及其家属量身打造。该书全面覆盖了恶性淋巴瘤、多发性骨髓瘤等相关疾病的基础医学知识、诊断与治疗手段、药物使用及注意事项、就医流程及护理指导等多方面内容。作者致力于运用生动、形象的语言，辅以精美的插图，将原本严谨、深奥且不易理解的医学专业知识转化为普通大众易于接受的科普知识，旨在帮助患者及其家属在面对相关血液疾病时不恐慌、不迷惘，有书可查、有证可依，从而正确认识疾病、面对疾病，树立战胜疾病的信心。同时，该书也意在引导社会树立正确、清晰且高效的医学价值观念。

　　《医话淋巴瘤与骨髓瘤》由陆军军医大学第二附属医院血液病医学中心牵头，主编高力教授、李剑教授、饶军副教授组织国内多位淋巴瘤与骨髓瘤领域专家，共同完成了书稿的编撰工作。该创作团队具有专业的学术背景，掌握最前沿的诊断技术和治疗方案，书中呈现的治疗方案与诊疗策略均基于严谨的临床试验验证。其内容广泛引用国内外权威医学期刊上发表的学术论文作为支撑，充分展现了当前国内外在淋巴瘤与骨髓瘤领域先进且科学的医学专业知识和研究成果。

　　该书的主编及创作团队围绕淋巴瘤与骨髓瘤的诊疗、细胞治疗等多个方面，进行了全面而深入的阐述。其内容同时具备医学知识的严谨性、可读性和参考实用性。该书秉持正确的政治导向，着重强调其实用、推广和科普价值，为"健康中国，科普先行"的倡议提供有力的实践支撑。

主任医师，教授，博士生导师

哈尔滨血液病肿瘤研究所所长

中国临床肿瘤学会监事会监事长

亚洲临床肿瘤学会副主席

中国临床肿瘤学会白血病专家委员会主任委员

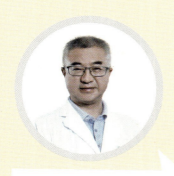

淋巴肿瘤是一类起源于造血系统的恶性肿瘤，包括淋巴瘤、骨髓瘤等，能够侵袭人体全身各个部位。相关统计显示，淋巴肿瘤在近十几年来已成为发病率增长较为迅速的恶性肿瘤之一。该病初起时症状隐匿，因此常被形象地称为"最会伪装的疾病"。然而，相较于其他类型的恶性肿瘤，淋巴肿瘤的缓解率和治愈率却相对较高。

对于普通公众而言，淋巴肿瘤仍然显得很神秘。许多患者在被确诊为淋巴瘤或骨髓瘤后，往往会感到手足无措，陷入恐慌和悲观的负面情绪之中。鉴于此，陆军军医大学第二附属医院血液病医学中心特地邀请了全国知名的血液科、肿瘤科、病理科、影像科、心内科、肾内科、神经内科、骨科、中医科、心理科、营养科及生殖科等领域的专家教授，就淋巴细胞的起源，以及淋巴瘤与骨髓瘤的辅助检查、常规治疗、营养支持、心理治疗和生育保护等大众普遍关心的问题，进行了深入浅出的讲解。专家们运用简单明了、通俗易懂的语言，向患者及普通公众答疑解惑。

《医话淋巴瘤与骨髓瘤》是一部深度普及淋巴瘤与骨髓瘤诊治

知识的科普佳作。对于普通公众而言，通过阅读此书，能够对淋巴瘤与骨髓瘤有一个全面且科学的认识。对于患者而言，这部书可以帮助他们在面对疾病时减轻内心的恐惧，提升对治疗的配合度，从而实现全程规范诊疗与管理。对于医护人员而言，此书则能帮助他们以更加通俗易懂的语言向患者介绍淋巴瘤与骨髓瘤的诊治信息，进而增强医患之间的有效沟通。

作为一本致力于健康科普的书籍，《医话淋巴瘤与骨髓瘤》积极响应《"健康中国2030"规划纲要》的号召，该纲要强调加强健康服务体系建设和规范化管理，加大全民健康科普宣传力度，提升健康素质，并将实施健康知识普及行动列为15项行动的首要任务。《医话淋巴瘤与骨髓瘤》通过深入浅出地介绍淋巴瘤与骨髓瘤的知识，为推动全民健康素质的提升作出了积极贡献。

主任医师，教授，博士生导师
北京大学肿瘤医院党委书记、大内科主任、淋巴瘤科主任
中国临床肿瘤学会（CSCO）理事会副理事长、监事会副
监事长、淋巴瘤专家委员会主任委员
中华医学会肿瘤分会副主任委员

前 言

　　淋巴肿瘤，这个令人闻之色变的名称，近年来频繁地出现在我们的日常生活中。它像是一个隐形的杀手，悄无声息地侵蚀着人们的健康，让人感到无助和恐惧。淋巴肿瘤的发病原因多种多样，包括环境因素、遗传因素、感染因素、免疫因素等。淋巴肿瘤初期的症状并不典型，导致许多患者未能及时意识到自身病情的严重性。对于非血液专科的临床医生而言，淋巴肿瘤临床表现的多样性更是为早期的准确诊断与有效治疗增添了不小的挑战。

　　"血液系统疾病是不是很难治好？"

　　"医生，我为什么会得这种病？"

　　"最好的治疗方案是什么？"

　　"我还能活多久？"

　　这些是我们血液专科医生在平时工作中常常听到的问题。患者及其家属常因找不到权威可靠的信息来源而苦恼，同时，其他非血液专科的医务工作者也迫切希望能够对淋巴肿瘤有更全面深入的了解。

　　为了满足广大读者的需求，我们特邀来自全国多个地区的教学医院及三甲医院的淋巴肿瘤专科医生和相关科室的权威专家共同撰写了本书。编者们凭借自己多年奋战于临床一线的丰富经验，运用有趣的比喻和生动的插图，以通俗易懂的方式，向读者全面介绍了淋巴肿瘤的相关知识。全书精心编排为五个部分，涵盖了恶性淋巴瘤、多发性骨髓瘤的临床表现、诊断方法、分类治疗策略、并发症防治等多个方面，全方位、多角度地为读者揭示淋巴肿瘤的奥秘。

本书的创作团队汇聚了来自全国十多个省市知名医院的70余位专家，他们分别来自血液科、肿瘤科、病理科、影像科、心内科、肾内科、神经内科、骨科、中医科、心理科、营养科及生殖科等多个领域，均长期从事淋巴肿瘤的诊断与治疗工作，积累了丰富的临床经验。本书内容兼具科学严谨性与阅读趣味性，既适合具备医学知识背景的专业人士阅读，也通俗易懂，适合普通大众，特别是淋巴瘤、骨髓瘤患者及其家属阅读。此外，对于学生群体而言，本书也不失为一部富有启发性的课外读物。

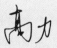

副主任医师,副教授,博士生导师

陆军军医大学第二附属医院血液病医学中心副主任

中华医学会血液学分会青年委员会委员、淋巴细胞

疾病学组委员、浆细胞疾病学组委员

目　录

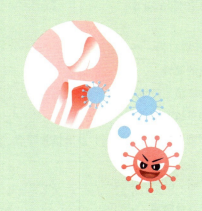

第一章

淋巴瘤的诊断

　　人的身体内布满了淋巴管道、淋巴结和分散在各个器官的弥散淋巴组织,形成淋巴系统(图1.1)。淋巴组织由细小的淋巴细胞组成,它们可经淋巴管—胸导管—静脉循环流到身

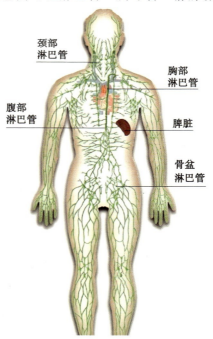

颈部
淋巴管

胸部
淋巴管

腹部
淋巴管

脾脏

骨盆
淋巴管

图1.1　淋巴系统

体的各个部位。

淋巴细胞是人体免疫系统的重要组成部分,分为B细胞、T细胞和NK细胞,其主要作用是抵抗细菌、病毒等病原体入侵,监视并清除机体内的异常细胞,维护机体内环境的稳定。

正常的淋巴细胞会在生理需要的时候(如病原体入侵时)增生,以发挥清除病原体的功能,称为反应性淋巴组织增生。如果淋巴器官或淋巴组织内异形淋巴细胞浸润形成肿块,则形成淋巴瘤。淋巴瘤发病人群广泛,各年龄段均可发病,类型多样,影响人类健康。

过去的几十年里,淋巴瘤的全球发病率逐年上升,已位列全球十大高发肿瘤之一。淋巴瘤年发病率为6.3/10万,死亡率为3.7/10万。更重要的是淋巴瘤的高发危险因素,诸如病毒感染、环境污染、人口老龄化等,均是现代社会发展难以避免的问题,预示淋巴瘤的发病率仍将不断升高,严重危害人类健康,给患者、家庭和社会带来沉重的负担和痛苦。淋巴瘤是增长速度较快的恶性肿瘤之一,据世界卫生组织(World Health Organization,WHO)统计,淋巴瘤发病率的年增长率为5%～7%,年死亡人数超过20万。我国淋巴瘤每年新增发病约10万,在血液肿瘤领域超过了白血病。从地域分布来看,发达城市及地区的淋巴瘤发病率高于农村及偏远地区。

如果患了淋巴瘤也不要盲目悲观,因为淋巴瘤是目前少数可治愈的恶性肿瘤之一,是化疗、放疗较敏感的肿瘤之一,是治疗痛苦较小的肿瘤之一，是总体疗效较好的肿瘤之一。那么，淋巴瘤究竟是怎样一种疾病呢？我们来详细了解一下吧。

1.1　淋巴瘤的前世今生——淋巴瘤细胞的起源和演变

淋巴瘤是淋巴造血系统的一种恶性肿瘤，根据肿瘤细胞的起源不同，2022年WHO第5版造血与淋巴组织肿瘤分类将造血与淋巴组织肿瘤分为髓系增殖性疾病和肿瘤、B细胞淋巴组织增殖性疾病和肿瘤、T细胞和NK细胞淋巴组织增殖性疾病和肿瘤、树突状细胞和组织细胞肿瘤、淋巴组织间质源性肿瘤以及遗传肿瘤综合征。一直以来，对这些不同类型的淋巴瘤进行分类与诊断是依据淋巴细胞分化过程的形态学和免疫表型特征，并结合分子遗传学特点阐述各种类型淋巴瘤的组织发生与演进。淋巴瘤分类众多且名称复杂，接下来，我们分别以B细胞淋巴瘤和NK/T细胞淋巴瘤为例讲述淋巴瘤细胞的起源。

1.1.1　B细胞分化与B细胞淋巴瘤的起源

B细胞是免疫系统中的一种重要细胞，起源于骨髓中的造血干细胞，经历多个分化阶段，最终成为成熟B细胞（图1.2）。成熟B细胞能够识别并结合特定的抗原，通过产生抗体来对抗感染。

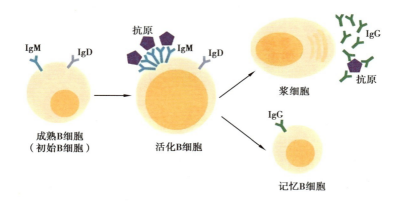

图 1.2　B 细胞的分化示意图

　　然而,在某些情况下,B 细胞可能会发生异常分化或突变,失去正常功能并转化为 B 细胞淋巴瘤。B 细胞淋巴瘤是一种起源于 B 细胞的恶性肿瘤,其形成与多种因素有关,如病毒感染、遗传因素、长期接触有害物质等。这些异常因素可能导致 B 细胞中的基因发生突变,从而影响其正常分化过程,最终引发 B 细胞淋巴瘤。

　　我们以淋巴结为例:刚成熟的淋巴细胞是 B1 细胞,又称"童贞细胞",就是没受到过抗原刺激的细胞,也是最小的淋巴细胞。B1 细胞迁徙到淋巴结皮质聚集成一堆,称为初级滤泡,如果不受到抗原刺激,它们会一直待在这里;一旦受到外来抗原刺激,它们就会开始分化(图 1.3)。

　　B1 细胞的第一条分化途径是不经过生发中心,变成体积大一些的细胞(活化的淋巴样母细胞或免疫母细胞),这些细胞进一步分化可变成浆母细胞,再分化成浆样细胞、浆细胞。

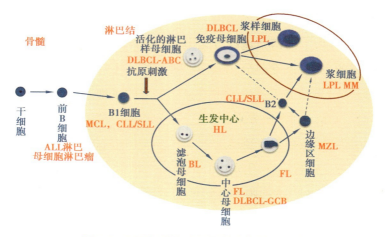

图1.3　B细胞分化过程及其对应的淋巴瘤

浆细胞是B细胞分化的最后一个阶段,是终末细胞,是执行功能的细胞,是产生抗体的细胞。

B1细胞的第二条分化途径是细胞体积变大,受到抗原刺激变成滤泡母细胞(存在时间很短),然后很快分化成中心母细胞,中心母细胞再进一步分化成熟变成中心细胞。有了中心母细胞和中心细胞后,原来的初级滤泡就有了生发中心,有了生发中心的滤泡称为次级滤泡。中心细胞如果与抗原信息相吻合,会进一步分化成熟;如果与抗原信息不吻合,则会凋亡。

因此,我们在生发中心可看到很多核碎片被组织细胞吞噬,这些核碎片就是凋亡的中心细胞。中心细胞成熟、迁移后会变成边缘区细胞,再进一步成熟则变成B2细胞,也就是记忆细胞。记忆细胞接受第二次抗原刺激时,可以迅速反应。边缘区细胞和B2细胞可进一步分化成熟变成浆细胞,此时的浆细胞是终末细胞，会产生抗体。

不过，上述两条途径分化出来的浆细胞产生的抗体是不一样的，第一条途径分化出来的浆细胞产生的是非特异性抗体，第二条途径经过生发中心分化出来的浆细胞产生的是特异性抗体。打个比方来说，第一条分化途径产生的抗体是炮弹，而第二条分化途径经过生发中心产生的抗体是导弹，专门针对抗原进行反应，生发中心则是导弹的加工厂。

由此可见，B细胞的成熟过程比较复杂，这也造就了淋巴瘤与其他肿瘤不一样的地方：其他肿瘤的产生往往从干细胞开始，而淋巴瘤的产生往往是由于正常的淋巴细胞分化时在某个阶段出了问题。

我们举以下几个例子：

（1）骨髓里的前体B细胞出现问题可引发B淋巴母细胞白血病/淋巴瘤。

（2）B1细胞出现问题可引发套细胞淋巴瘤、慢性淋巴细胞白血病/小淋巴细胞淋巴瘤。

（3）生发中心的细胞出现问题可引发四种淋巴瘤：

①滤泡性淋巴瘤，即中心母细胞和中心细胞出现问题引发的淋巴瘤。

②伯基特淋巴瘤，即滤泡母细胞出现问题引发的淋巴瘤。

③弥漫大B细胞淋巴瘤（生发中心来源），即中心母细胞出现问题引发的淋巴瘤，另外免疫母细胞或活化的淋巴样母细胞出现问题引发的淋巴瘤称为弥漫大B细胞淋巴瘤（非生发中心来源）。

④经典型霍奇金淋巴瘤,目前普遍认为它是生发中心细胞或经过生发中心的细胞出现问题引发的淋巴瘤。

(4)当中心细胞到了边缘区,边缘区产生的就是边缘区淋巴瘤,有三种常见类型:

①结内边缘区淋巴瘤。

②黏膜相关淋巴组织结外边缘区淋巴瘤。

③脾脏边缘区淋巴瘤。

(5)浆细胞出现问题可引发浆细胞性骨髓瘤、浆细胞瘤、重链病、免疫球蛋白沉积症等。浆样细胞出现问题也可引发淋巴瘤,如淋巴浆细胞性淋巴瘤等。

1.1.2　T细胞分化与T细胞淋巴瘤的起源

幼稚的NK/T细胞是在胸腺组织里生长发育的,最初由造血干细胞分化成淋巴样干细胞,后者部分发育为祖T细胞,这种细胞会迁徙到胸腺组织中,祖T细胞在胸腺内不断分化成熟,部分分化为NK/T细胞,再迁徙到外周的淋巴组织或外周血。成熟T细胞能够识别被感染的细胞和肿瘤细胞并与之结合,释放细胞因子以激活其他免疫细胞,从而发挥免疫作用(图1.4)。

同样地,T细胞也可能在某些情况下发生异常分化或突变,转化为T细胞淋巴瘤。T细胞淋巴瘤是一种起源于T细胞的恶性肿瘤,其形成可能与病毒感染(如人类T细胞淋巴瘤病毒)、物理因素(如放射性物质)、化学因素(如有毒气体)以及

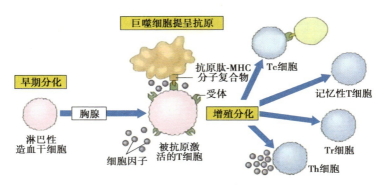

图 1.4　T 细胞的分化示意图

免疫因素（如长期应用化疗药物导致的免疫功能下降）等有关。这些异常因素可能导致 T 细胞中的基因发生突变，从而影响其正常分化过程，最终引发 T 细胞淋巴瘤。

在胸腺组织中，NK 前体细胞发育成熟后变为 NK 细胞；祖 T 细胞发育一段时间后变为前 T 细胞，然后前 T 细胞（双阳或双阴 T 细胞）经过阳性和阴性选择，成熟后变成了单阳 T 细胞，包括（CD4$^-$CD8$^+$）/（CD4$^+$CD8$^-$）T 细胞（图 1.5）。

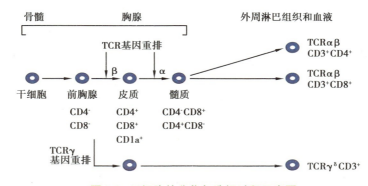

图 1.5　T 细胞的分化与选择过程示意图

（1）前T细胞出现问题引发的淋巴瘤,称为T淋巴母细胞白血病/淋巴瘤。

（2）NK细胞或CD4⁻CD8⁻NK/T细胞出现问题引发的淋巴瘤,称为NK/T细胞淋巴瘤。

（3）在成熟T细胞淋巴瘤的分类中,CD4$^+$T细胞高表达淋巴瘤包括成人T细胞白血病/淋巴瘤、血管免疫母细胞性T细胞淋巴瘤、间变性大细胞淋巴瘤和蕈样肉芽肿(一种原发性皮肤T细胞淋巴瘤)等。

（4）外周T细胞淋巴瘤-非特指型(peripheral T-cell lymphoma,not otherwise specified,PTCL-NOS)在形态学、免疫学、遗传学和临床表现上均无特异性。临床上,只有排除其他独立分型的T细胞淋巴瘤后,才能作出PTCL-NOS的诊断。

（重庆大学附属肿瘤医院　李昱）

1.2　淋巴瘤的临床表现

近年来,大家可能都对淋巴瘤有所耳闻,因为有不少名人都患过淋巴瘤,如罗京、高仓健等。以淋巴瘤患者故事为题材拍成的电影《滚蛋吧,肿瘤君》也让大家熟知了这种疾病。

淋巴瘤是起源于淋巴造血系统的恶性肿瘤,根据肿瘤细胞来源可分为霍奇金淋巴瘤(Hodgkin lymphoma,HL)和非霍奇金淋巴瘤(non-Hodgkin lymphoma,NHL)两大类。HL按照病理类型可分为结节性富含淋巴细胞型和经典型,后者包括淋巴细胞为主型、结节硬化型、混合细胞型和淋巴细胞消减型。NHL可分为B细胞淋巴瘤、T细胞淋巴瘤和NK细胞淋巴瘤等，是一组异质性很强的疾病的总和。

那么我们首先来看看淋巴瘤有哪些临床症状。

1.全身症状

HL多见于青年群体，可能会有全身症状，包括：

（1）不明原因的发热：30%～40%的HL患者以原因不明的持续发热为起病症状，多以低热为主，体温在37.5～38.5 ℃，反复半月以上。

（2）盗汗：HL患者易在午休或者夜间睡眠时出汗，可浸湿衣衫。

（3）食欲不振、消瘦：部分HL患者6个月内体重可减轻10%以上。

（4）皮肤瘙痒、乏力：HL患者可出现局部或全身皮肤瘙痒，部分患者还可出现皮疹，多见于年轻患者，特别是女性患者。全身瘙痒也可能是HL唯一的全身症状。对于NHL患者，发热、消瘦、盗汗等全身症状多见于晚期，全身瘙痒很少见。

2.淋巴结肿大

淋巴结肿大是淋巴瘤常见的症状，其中浅表淋巴结肿大最为常见。有的患者可能会无意间发现颈部、腋下或身体其他部位出现肿块（图1.6），触碰肿块通常不会感到疼痛，而且局部皮肤一般不会红肿。对于恶性程度较低的惰性淋巴瘤，淋巴结肿大多为分散、无粘连、易活动的多个淋巴结，可能较

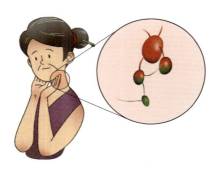

图1.6　颈部淋巴结

长时间也没有太大变化,或缓慢增大。对于侵袭性或高度侵袭性的淋巴瘤,肿块生长迅速,短时间内迅速变大、增多,淋巴结往往融合在一起,呈团块状,有时与基底及皮肤粘连,并可能伴有局部软组织浸润、压迫、水肿等表现。淋巴结肿大可压迫邻近器官,引起相应的症状,如胸腔内纵隔、肺门淋巴结肿块增大可引起胸闷、胸痛、呼吸困难、气促、喘累等,部分患者甚至不能平卧休息,腹腔内大肿块可引起腹痛、腹胀、肠梗阻等,部分还可引起输尿管梗阻、肾盂积液,导致排便困难。

3.淋巴结外的器官侵犯

NHL病变范围较小,具有局限性,淋巴结外的器官侵犯较常见。鼻咽部肿物可引起涕中带血、吞咽困难、鼻塞、鼻衄等表现。胸部以肺门、纵隔受累最多,会有肺部浸润、胸腔积液,可引起咳嗽、痰中带血、呼吸困难等表现。累及胃肠道,其临床表现有腹痛、腹胀、腹泻、腹部肿块等,症状类似消化性溃疡、肠结核、脂肪泻等。累及腹腔器官可引起相应的症状,如并发胰腺炎、眼黄、尿黄、皮肤黄染等。累及脾脏可引起巨脾、腹部膨隆等，患者自己便能摸到左侧腹部肿大的脾脏。累及中枢神经系统者往往会出现头晕、头痛、视物模糊、嘴角歪斜、一侧肢体无力等症状。

总结来说，淋巴瘤症状个体差异大，可以很不典型，病变几乎可发生在身体的任何部位。无痛性淋巴结肿大是最常见的淋巴瘤症状，可以出现在浅表部位，也可以隐匿于纵隔、腹膜后、肠系膜上的淋巴结等，早期难以发现。

当我们出现上述症状时，需要警惕是否患上淋巴系统疾病，应到专科就诊，做到早发现、早诊断，不能听信谣言、偏方，切忌胡乱求医、延误病情。

（上海交通大学医学院附属瑞金医院　许彭鹏）

1.3　淋巴瘤的诊断

说到淋巴瘤的诊断，首先要介绍医院一个神秘的科室——病理科。这里的医生也许与您素未谋面，但却能洞悉您患病的真相。病理科主要是对活检标本和切除标本进行检查并作出诊断，病理诊断是临床上很多疑难病例的最终诊断。组织活检标本被送到病理科后，依次要经过取材、包埋、切片、脱蜡、染色、贴签、核对信息等流程，通常需要经过20多道技术步骤，耗时十几个小时制成一套病理切片，然后由病理医生用肉眼在显微镜下判读（图1.7），病理医生会像侦探一样，结

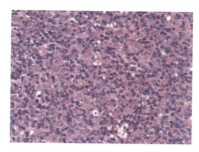

图1.7 病理医生眼中的世界

合专业知识和实战经验,观察这些切片上的蛛丝马迹并作出准确判断。判别疾病的性质,是良性还是恶性？良性是什么疾病？恶性是什么类型？病理诊断报告是疾病的"判决书",病理医生在这里充当了"法官"的角色,一份病理诊断报告可能关乎患者的命运。

病理检查是诊断淋巴瘤的"金标准"。临床医生通常会对患者肿大的淋巴结进行病理检查,然后告诉患者,"等病理结果出来后,我们再决定具体如何治疗"。可以这样说,没有准确的病理诊断,就没有正确的淋巴瘤治疗方案。

得出一份相对准确的淋巴瘤病理诊断报告通常需要5~10个工作日,个别疑难病例甚至需要30个工作日以上。这么长的等待时间,让很多患者无法理解,因此病理科经常被患者催促,一天一个电话,"不就化验个东西,你们怎么这么慢呢""怀疑淋巴瘤,耽误了治疗你们负得起这个责吗"……很多患者疑惑生成一份淋巴瘤病理诊断报告为何如此花时间,究其原因是淋巴瘤诊断算得上是病理诊断中的"难度天花板"。

首先,淋巴瘤的类型繁多,不同类型淋巴瘤的临床表现、形态、免疫表型、细胞遗传改变各不相同,而且每种类型也变化多端,如最常见的弥漫大B细胞淋巴瘤就有数十种亚型,不同亚型的形态各异,治疗和预后又千差万别。

其次,活检组织量是淋巴瘤病理诊断的关键点。因组织量不够而反复多次活检的病例比比皆是,有的甚至耽误了治疗时机。淋巴结活检主要分为穿刺活检和外科手术完整切除两种方式。空心针穿刺是一种微创技术,创伤小,更易被患者接纳,但临床医生应告知患者,淋巴瘤这类疑难病例需要足够的组织量和信息量才能保证其诊断的准确性,穿刺活检获得的组织量少,不能反映病变组织的全面性,可导致诊断存在片面性甚至误导性。30%~50%的穿刺淋巴组织标本因无法获得准确诊断而不得不再次甚至多次活检。为了提高病理诊断的准确性和及时性,建议患者积极配合,尽量完整切除浅表淋巴结送检。

最后,部分淋巴结良性病变和恶性淋巴瘤在形态上相似,具有迷惑性。这要求病理医生必须有充足的知识储备、丰富的实战经验并了解相关领域的前沿进展,如此才能在较短时间内完成准确的病理诊断,从而指导临床按正确的方向治疗。病理医生在面对特别疑难的病例时,还需要查阅文献、科内讨论、外院会诊后才能得出最终结论。因此,病理活检需要患者耐心等待,等待是为了确保诊断更加准确!

诊断淋巴瘤就好比是在侦破疑难案件,要结合临床资料、组织学形态、免疫组化、分子遗传四个方面的信息,如果没有

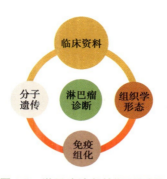

图1.8　淋巴瘤诊断的"四结合"

做到"四结合"（图1.8），就很容易出错，导致"冤案错案"。患者提供的临床病史是尤为重要的"破案线索"，会直接影响"侦破结果"。患者或其家属可能经常会接到病理医生打来的询问电话，询问患者的病史，如淋巴结肿大的部位、病变时间，肿大淋巴结生长的快慢，是否伴发热、体重减轻、皮疹等不适，是否有特殊病史、既往史等。患者提供的信息越详细、越真实，就越有助于"破案"，反之亦然。举例来说，一些需要长期服用免疫抑制剂的自身免疫性疾病患者可能会出现全身淋巴结肿大，这类淋巴结的镜下形态正好与恶性淋巴瘤高度相似，如果病理医生不了解患者的重要病史，就容易出现误诊甚至影响临床治疗，对患者造成伤害。

（陆军军医大学第一附属医院　孟刚）

1.4 淋巴瘤的分类

淋巴组织是人体的防御部队,其发现机体炎症时会进行扩编并战斗,即淋巴组织的反应性增生。然而,有时这些防御部队内部会出现问题并发生质变,即产生淋巴瘤。因此,淋巴瘤实际上是指机体的免疫系统出现肿瘤。淋巴瘤的分类很复杂,根据细胞起源可分为B细胞型NK/T细胞型,进一步又分为100余种亚型和变型。为什么要分这么多类型呢?好比动物园里的动物要分门别类一样,淋巴瘤根据肿瘤恶性程度可分为三大类,第一类是"大型捕食动物(如狮子等)",即高侵袭性淋巴瘤;第二类是"中型捕食动物(如狼等)",即侵袭性淋巴瘤;第三类是"小型捕食动物(如狐獴等)",即惰性淋巴瘤。接下来,我们基于WHO第5版造血与淋巴组织肿瘤分类探讨淋巴瘤及其分类。

1. 什么是淋巴瘤?

淋巴瘤(lymphoma)是来源于淋巴细胞及其前体细胞的恶性肿瘤。淋巴细胞承担着重要的免疫作用,因此,淋巴瘤被认为是来自免疫系统的肿瘤。淋巴瘤根据肿瘤细胞来源可分为两大类,霍奇金淋巴瘤和非霍奇金淋巴瘤,其中非霍奇金淋巴瘤约占90%。我国淋巴瘤治疗的总体5年生存率约为40%,而欧美国家约为60%。

2. 如何判断得了哪一种淋巴瘤?

淋巴瘤的分类十分复杂,为了方便大家理解,可以将淋巴瘤比作一棵大树,那么B细胞淋巴瘤和NK/T细胞淋巴瘤则是树的两大主干。B细胞淋巴瘤这一主干有四个大分支,即前体B细胞肿瘤、成熟B细胞肿瘤、霍奇金淋巴瘤和浆细胞肿瘤,其中成熟B细胞肿瘤最多,有12个小分支,包括肿瘤前和肿瘤性小淋巴细胞增生、脾脏B细胞淋巴瘤和白血病、淋巴浆细胞性淋巴瘤、边缘区淋巴瘤、滤泡性淋巴瘤、皮肤滤泡中心性淋巴瘤、套细胞淋巴瘤、惰性B细胞淋巴瘤的转化、大B细胞淋巴瘤、伯基特淋巴瘤、KSHV/HHV8相关淋巴样增生和肿瘤、淋巴样增生和免疫缺陷和调节异常相关淋巴瘤,其中大B细胞淋巴瘤最多。而NK/T细胞淋巴瘤这一主干有两个大分支,即前体T细胞肿瘤和成熟NK/T细胞肿瘤。每个大分支可分成很多小分支,而每个小分支又可分成更多、更小的分支。图1.9、图1.10描述了淋巴瘤的大致分类情况,表1.1描述了淋巴瘤的主要肿瘤类型,可帮助大家更好地理解淋巴瘤的分类。

B细胞淋巴样增生和肿瘤
- 伴B细胞增生为主的肿瘤样病变
- 前体B细胞肿瘤
- 成熟B细胞淋巴瘤
- 霍奇金淋巴瘤
- 浆细胞肿瘤和其他伴有副蛋白的疾病

NK/T细胞淋巴样增生和肿瘤
- 伴T细胞增生为主的肿瘤样病变
- 前体T细胞肿瘤
- 成熟NK/T细胞肿瘤

图1.9 淋巴瘤的分类(一)

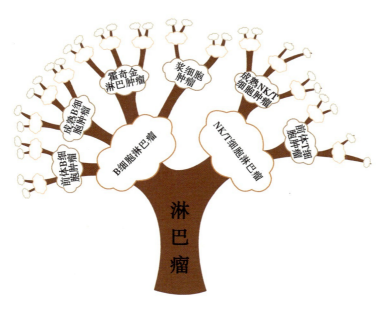

图1.10 淋巴瘤的分类（二）

表1.1 WHO第5版造血与淋巴组织肿瘤分类中的主要肿瘤类型

B细胞肿瘤	NK/T细胞肿瘤
前体B细胞肿瘤	前体T细胞肿瘤
B淋巴母细胞白血病/淋巴瘤	T淋巴母细胞白血病/淋巴瘤
成熟B细胞肿瘤	成熟NK/T细胞肿瘤
肿瘤前和肿瘤性小淋巴细胞增生	成熟T细胞和NK细胞肿瘤
脾脏B细胞淋巴瘤和白血病	成熟T细胞和NK细胞白血病
淋巴浆细胞性淋巴瘤	原发性皮肤T细胞淋巴瘤
边缘区淋巴瘤	肠道T细胞和NK细胞淋巴组织增生和肿瘤
滤泡性淋巴瘤	肝脾T细胞淋巴瘤
皮肤滤泡中心性淋巴瘤	间变性大细胞淋巴瘤

续表

B 细胞肿瘤	NK/T 细胞肿瘤
套细胞淋巴瘤	淋巴结 T 滤泡辅助细胞淋巴瘤
惰性 B 细胞淋巴瘤的转化	其他外周 T 细胞淋巴瘤
大 B 细胞淋巴瘤	外周 T 细胞淋巴瘤-非特指型
弥漫大 B 细胞淋巴瘤-非特指型	EBV 阳性 NK/T 细胞淋巴瘤
伯基特淋巴瘤	EBV 阳性淋巴结性 T 细胞和 NK 细胞淋巴瘤
KSHV/HHV8 相关淋巴样增生和肿瘤	结外 NK/T 细胞淋巴瘤
淋巴样增生和免疫缺陷和调节异常相关淋巴瘤	儿童 EB 病毒阳性 T 细胞和 NK 细胞淋巴组织增生和肿瘤
霍奇金淋巴瘤	
浆细胞肿瘤和其他伴有副蛋白的疾病	

目前淋巴瘤分类主要根据细胞起源划分,有时免疫表型也可大致区分类型,如含有 CD19、CD20、CD79a、PAX5 抗原标记考虑是 B 细胞肿瘤,含有 CD2、CD3、CD4、CD5、CD7、CD8 抗原标记考虑是 T 细胞肿瘤,末端脱氧核苷酸转移酶(terminal deoxynucleotidyl transferase,TdT)是前体细胞肿瘤的标记。CD19、CD20、CD79a 等标记还是治疗靶点,相应的靶向药物已经开发应用。不同类型的淋巴瘤不仅具有相应的形态学特征,往往还具有独特的免疫表型和遗传学特征。例如,弥漫大 B 细胞淋巴瘤根据 Hans 免疫套餐(CD10、BCL6、MUM1)分析其细胞起源(COO)分型,可分为生发中心型(GCB 型)和非生发中心型(non-GCB 型),普通化疗 GCB 型治疗效果好于 non-

GCB型；部分弥漫大B细胞淋巴瘤有蛋白质C-MYC和BCL2双表达，称为双表达淋巴瘤，其治疗预后差于非双表达淋巴瘤。另外，很多淋巴瘤类型具有独特的基因改变，如滤泡性淋巴瘤因为t(14;18)(q32;q21)异位导致BCL2/IGH重排，套细胞淋巴瘤因为t(11;14)(q13;q32)异位导致CCND1/IGH重排。

淋巴瘤种类繁多，且不同淋巴瘤的临床表现、病理特点、治疗和预后各不相同，因此准确的分类是拟定治疗方案、判断患者预后的重要依据，同时恰当的分类对于治疗个体患者、监测全球疾病发病率以及调查病因、预防等多个方面都是至关重要的。

（重庆医科大学附属第一医院　贺娟，李丹）

1.5　淋巴瘤的辅助检查

1.5.1　淋巴瘤分期和预后评估的相关检查

淋巴瘤的分期和预后评估对治疗方案的选择具有重要的指导意义。那么，如何判断淋巴瘤的分期呢？

1.PET/CT检查

PET/CT的全称为positron emission computerized tomography and computer tomography，即正电子发射断层-X线计算机

断层组合系统。对于绝大部分淋巴瘤,推荐全身 PET/CT 检查。该检查能判断受累病灶的具体解剖部位、大小、活性情况,具有较高的准确性,可促使患者得到更恰当、更全面的治疗。

2. 增强 CT 检查

增强 CT 检查是指经静脉注射造影增强剂,再进行扫描检查。该检查使用以碘剂为主的对比剂,提高病变与邻近组织之间的密度差,以反映病变情况,可检查出病灶的位置、大小。不能承受 PET/CT 检查费用者,可选择增强 CT 检查。

3. 增强 MRI 检查

增强 MRI 检查可用于实质器官病变的诊断。增强 MRI 检查的费用介于 PET/CT 检查和增强 CT 检查之间。

4. 超声检查

超声检查可用于浅表淋巴结和浅表器官(如睾丸、甲状腺及乳腺等)病变的诊断和随诊,但一般不用于淋巴瘤的分期诊断。

5. 骨髓穿刺检查及流式细胞术检查

如果骨髓穿刺检查及流式细胞术检查结果提示骨髓内存在淋巴瘤细胞,则淋巴瘤分期为 IV 期,治疗应以全身化疗为主。

6.中枢神经系统相关检查

对于原发性中枢神经系统淋巴瘤患者或存在中枢神经系统受累的淋巴瘤患者,通常建议,基线检查时应进行平扫及头颅增强MRI检查,还可在无禁忌的情况下进行腰椎穿刺,以获取脑脊液(cerebro-spinal fluid,CSF)样本,进行形态学分析及流式细胞术检查。对于怀疑有眼及附属器受累的患者,应进行全面的眼科检查,包括裂隙灯显微镜检查、眼底检查等。

7.同位素骨扫描

淋巴瘤骨髓浸润患者的全身骨骼显像缺乏特征性改变,可能需要进行同位素骨扫描,便于与其他骨相关病变鉴别。

8.乳酸脱氢酶测定

乳酸脱氢酶(lactate dehydrogenase,LDH)升高是淋巴瘤预后不良的危险因素之一,但不是绝对的。

1.5.2 重要脏器评估的相关检查

1.肝功能评估

对淋巴瘤患者而言,肝功能的好坏直接关系到治疗是否可以正常进行。有两项指标需要关注,第一项是丙氨酸转氨酶(alanine transaminase,ALT)和天冬氨酸转氨酶(aspartate transaminase,AST),第二项是胆红素(bilirubin)。如果血液检查中上述两项指标明显升高,则提示肝损伤,应进行保肝治疗。

2.肾功能评估

肾功能评估一般通过血液检查完成,此外,尿常规检查中的尿蛋白含量也能反映肾功能情况。对淋巴瘤患者而言,应重点关注以下几项指标。

(1)肌酐(creatinine,CR):肌酐升高常见于各种原因引起的肾功能减退,且很可能已不是早期。另外,淋巴瘤患者不能因肌酐正常而忽视肾功能损伤的可能性,应定期复查。

(2)血尿素氮(blood urea nitrogen,BUN):肾功能异常(肾功能下降至50%)时,血尿素氮会升高。因此,淋巴瘤患者一旦发现血尿素氮升高,应及时就医并查明原因。

(3)尿蛋白(urinary protein):尿蛋白可较早提示肾功能异常。肾病综合征表现为尿蛋白 > 3.5 g/24 h、血浆白蛋白 < 30 g/L,有时是淋巴瘤的首发表现,之后会出现淋巴结肿大。肾病综合征常见于病程中,且随着淋巴瘤的恶化或缓解而加剧或好转。

3.心功能评估

心功能评估包括心电图和心脏彩超。简单来说,心电图主要看心跳问题、心律失常、心血管问题等,也就是判断冠心病、心律失常等;而心脏彩超可动态显示心腔内部结构、心脏搏动和血液流动情况,是看心脏结构问题,也就是判断瓣膜病、心肌病等。心功能评估对淋巴瘤化疗方案的选择具有一定的指导意义。

4.乙肝病毒检测

乙型肝炎病毒（hepatitis B virus，HBV），简称"乙肝病毒"，会影响淋巴瘤的治疗及预后。乙肝病毒检测主要包括以下两项指标：

（1）乙肝血清免疫学标志物：又称"乙肝五项"或"乙肝两对半"，包括乙肝表面抗原、乙肝表面抗体、乙肝e抗原、乙肝e抗体、乙肝核心抗体。

（2）乙肝病毒DNA检测：反映乙肝病毒在体内存在的数量，主要用于病情判断、抗病毒疗效评估，同时对传染性评估具有一定的参考意义。

（陆军军医大学第一附属医院　徐双年）

1.6　PET/CT检查在淋巴瘤诊疗中的作用与价值

PET/CT技术是一种先进的医学影像技术，通过结合PET技术和CT技术，帮助医生更全面地了解患者体内的生物活动和结构。PET/CT检查广泛应用于肿瘤学和神经学等领域，适用于肿瘤的早期诊断、定位、分期和治疗效果评估。该检查安全、无创，可为患者提供更准确、个性化的治疗方案。在淋巴瘤和骨髓瘤的诊疗中，PET/CT检查发挥着重要作用，可用于病情评估、治疗效果监测和预后评估。

近年来，对于淋巴瘤等肿瘤患者，医生常会建议做PET/CT

检查,但目前PET/CT检查在社会中普及面不够广,公众对其了解甚少,因此患者常会有一些疑问,例如"医生,我已经做了CT检查,还要做PET/CT检查吗""PET/CT检查和CT检查有什么区别吗""PET/CT检查放射性强吗"……接下来,我们将详细介绍PET/CT检查,为您揭开PET/CT检查的神秘面纱。

1.PET/CT检查是什么

PET/CT检查是一项非常先进的影像学检查,将PET与CT融为一体,可帮助医生更好地了解患者体内的情况。当放射性示踪剂(以带有正电子发射剂量的类葡萄糖体^{18}F-FDG为例)注入人体后,它们会被那些恶性肿瘤细胞吸收;PET像是一台灵敏的"探测器",医生通过PET捕捉到的信号就能够锁定这些肿瘤细胞在体内的位置,好比侦探找到嫌疑犯的藏身之处;CT像是一双"透视眼",可帮助医生更好地看清我们体内器官、骨骼及其他组织的详细形状和位置,好比侦探勘查案发现场;当PET和CT结合在一起时,侦探(医生)不仅能了解案发现场(患者体内情况),还能准确地识别嫌疑犯(恶性肿瘤细胞)。如此一来,医生就可以更全面地了解患者的情况,准确判断疾病。总而言之,PET/CT检查就像是一支强大的侦查团队,通过特殊标记和详细勘查,帮助医生了解患者的疾病状态,从而更好地诊断和治疗疾病。举一个例子来说明:如果患者在CT检查时发现了一个肺部结节,但医生仅通过CT图像可能无法准确地判断这个结节是良性还是恶性的,进行PET/CT检查后,医生会看到这个结节摄取了大量的放射性示踪剂,这提示结节可能是恶性肿瘤,需要进一步检查或治疗。

2.PET/CT检查适合的疾病和人群

PET/CT检查作为一种多功能的影像学检查,适用于许多疾病和人群,特别在肿瘤学和神经学领域可谓大显身手。肺癌、结直肠癌、乳腺癌、淋巴瘤、食管癌、甲状腺癌,样样都逃不过它的法眼。对于神经系统疾病,如癫痫、阿尔茨海默病等,它也能派上用场。此外,对于难以明确诊断疾病的患者,PET/CT检查可以提供更多信息,帮助医生作出准确诊断。虚弱患者、发热患者通常也可以进行PET/CT检查,但在检查前,医生应评估患者的整体健康状况和病情,以确保患者的安全性和检查的必要性。

PET/CT检查的注意事项:

(1)检查前4~6小时避免进食。

(2)控制好血糖,空腹血糖在8.3 mmol/L以下为佳,最高不超过11.1 mmol/L。

(3)消化道钡餐造影或钡剂灌肠检查1周后方可进行PET/CT检查,避免消化道内钡剂对显像造成干扰。

(4)升白针注射2周后方可进行PET/CT检查,避免骨髓摄取显像剂对显像造成干扰。

(5)检查前24小时内避免剧烈运动。

(6)化疗患者最好在化疗1个月后进行PET/CT检查,避免化疗药物影响放射性示踪剂的摄取。

(7)检查后多喝水,有利于放射性示踪剂的排出。

（8）检查后12小时内避免与孕妇、小孩及年老体弱者近距离接触，社交距离＞1 m。

（9）检查后12小时内避免排泄物、痰液、呕吐物等沾染地面及其他物品，如厕后及时冲净马桶。

进行PET/CT检查应遵循上述注意事项，既保证检查的准确性，也保护自我和他人的健康。

3.PET/CT检查对身体的影响

进行PET/CT检查时，受检者会受到一定量的辐射，其辐射源有2种：一种是CT扫描时发射的X射线，另一种是PET显像时注射的放射性药物^{18}F-FDG所发射的γ射线。不过不要担心，这些"探测器"的剂量都非常小，PET/CT检查中的CT扫描通常是较低剂量的，而PET显像时注射的^{18}F-FDG量极少，且半衰期不到2小时。相关研究表明，受检者进行一次全身^{18}F-FDG PET/CT检查的总有效辐射剂量相当于一次局部的（腹部或盆腔）常规CT扫描所产生的辐射剂量，在安全范围内。另外，PET/CT检查结束记得多喝水！喝水可加速药物排泄。

总之，别害怕，PET/CT检查是一项安全、无创的影像学检查。医生会确保受检者接受的辐射量在安全范围内，为受检者提供准确的医学信息。

4.PET/CT检查在淋巴瘤与骨髓瘤分期中的价值

淋巴瘤和骨髓瘤（multiple myeloma，MM，即多发性骨髓瘤）的准确分期对医生制订合适的治疗方案至关重要。相较于常规影像学检查（如CT检查、MRI检查等），PET/CT检查能更加准确地显示全身淋巴结的分布情况、大小、数量,具有更高的准确性和敏感性,在国际上被广泛认可,并被各类指南推荐作为各种亲FDG淋巴瘤(如霍奇金淋巴瘤、弥漫大B细胞淋巴瘤、滤泡性淋巴瘤等)治疗前分期的标准检查。对于多发性骨髓瘤,PET/CT检查可在受累组织发生形态学改变之前捕捉到代谢变化。相关研究表明,与X射线检查相比,PET/CT检查在溶骨性病灶探查方面具有更高的敏感性(从59%升至85%),因此,PET/CT检查能更灵敏地发现骨骼病灶累及。另外,PET/CT检查在髓外(如淋巴结、中枢神经系统、肺、肝、胰腺等)骨髓瘤累及探查方面也具有同样优势,而这些病变在传统的X射线检查中往往无法显示。

5.PET/CT检查在淋巴瘤和骨髓瘤疗效评估中的价值

淋巴瘤和骨髓瘤是复杂的疾病,对医生来说,要想制订最适合患者的治疗方案,准确分期是非常重要的。此时,PET/CT检查就是医生的得力助手!相较于常规的CT检查、MRI检查,PET/CT检查具有更高的准确性和敏感性。它像是一双特别的"眼睛",能够看到全身淋巴结的分布情况、大小和数量,可帮助医生更好地了解患者的病情。它能准确显示淋巴瘤病灶在治疗过程中的代谢变化。通常来说,治疗后病灶代谢活动的降低或消失可反映治疗的有效性,为医生提供治疗方案调整的依据。PET/CT检查在国际上已被广泛认可,而且被各类医学指南推荐作为亲FDG淋巴瘤(如霍奇金淋巴瘤、弥漫大B细胞淋巴瘤、滤泡性淋巴瘤等)治疗前分期的标准检查,这意味着 PET/CT 检查是医学界公认的"标准配置",可帮助医生制订更合适的治疗方案。在骨髓瘤的疗效评估中,PET/CT 检查也扮演着重要角色。与 MRI 检查相比,^{18}F-FDG PET/CT 检查能更早地评判患者对治疗的反应,特别在骨髓内外的微小残余病灶的鉴别方面具有独特优势。因此,国际骨髓瘤工作小组共识推荐在活动性多发性骨髓瘤、隐匿性多发性骨髓瘤和孤立性浆细胞瘤中使用 ^{18}F-FDG PET/CT 检查对患者进行疗效评估。

6.PET/CT 检查在淋巴瘤和骨髓瘤预后评估中的价值

PET/CT 检查在淋巴瘤预后评估中扮演着重要角色。^{18}F-FDG 的摄取程度能够反映病灶的葡萄糖代谢水平,而高代谢通常与肿瘤的增殖和侵袭性相关。相关研究表明,病灶摄取最大标准摄取值(standardized uptake value max,SUVmax)较低的患者预后通常较好,而 SUVmax 较高的患者则可能面临较高的复发和死亡风险。另外,PET/CT 检查可测量总代谢肿瘤体积(total metabolic tumor volume,TMTV)和糖酵解总量(total lesion glycolysis,TLG),以反映淋巴瘤患者的肿瘤负荷。相关研究表明,肿瘤负荷与患者的预后密切相关,负荷越大,预后可能越差。PET/CT 检查可帮助医生更全面、准确地评估淋巴瘤患者的预后,为个体化治疗提供重要依据。在骨髓瘤的预后评估中,PET/CT 检查也同样起着重要作用。此外,PET/CT 检查对溶骨性病变检出的敏感度高,可作为预测患者预后的有效间接指标。

总而言之,PET/CT 检查是一项先进的影像学检查,在淋巴瘤和骨髓瘤的分期、疗效评估和预后评估等方面表现出无可比拟的优势。它能带给患者更准确、更个性化的治疗策略,为医生制订科学治疗方案提供有力支持。

(四川大学华西医院　蒋冲)

1.7　淋巴瘤的分期

患者确诊淋巴瘤后,通常会问一个问题——我的肿瘤是早期还是晚期? 实际上,和其他恶性肿瘤不同,淋巴瘤的分期是根据淋巴瘤病变分布的范围来决定的,因此淋巴瘤的分期标准具有其独特性。

淋巴瘤的分期标准经历了很多版本的演进,目前最常用的仍然是 1989 年的 Ann Arbor-Cotswold 分期标准。按照该分期标准,根据病变侵及的部位,可将淋巴瘤分为 I 期、II 期、III 期和IV期。 I 期是指病变侵及单一淋巴结区域,或侵及单一淋巴结以外的器官且不伴有淋巴结受累;II 期是指病变侵及横膈同侧的两个或多个淋巴结区域;III 期是指横膈两侧淋巴结区受累;IV期是指一个或多个淋巴结外器官的弥漫性受累,或病变侵及淋巴结引流区域之外的结外器官(图 1.11)。如果患者确诊淋巴瘤前半年内出现不明原因的体重下降(10% 以上)、发热(超过 38 ℃)、盗汗(夜间大量出汗,需要更换衣服被褥)症状之一,该类淋巴瘤称为具有 B 症状的淋巴瘤。如果病

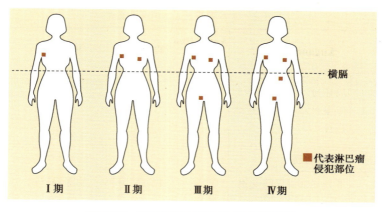

图1.11 Ann Arbor-Cotswold分期标准

变侵及结外器官,则在分期后标注字母E。如果患者确诊淋巴瘤时伴有大肿块,则在分期后标注字母X。基于Ann Arbor-Cotswold分期标准,2014年推出了新的淋巴瘤分期标准——Lugano分期标准,其对既往分期标准存在的误解、不足进行了清晰的阐述和界定,将PET/CT检查正式纳入淋巴瘤分期检查方法,并规范了PET/CT检查的应用条件。

特殊部位、特殊类型淋巴瘤的分期各具特点。胃肠道淋巴瘤曾采用TNM分期标准、Ann Arbor分期标准、Musshoff分期标准,最终国际恶性淋巴瘤会议(International Conference on Malignant Lymphoma,ICML)确定将修订的Musshoff分期标准作为胃肠道淋巴瘤的分期标准,称之为Lugano分期。按照该分期标准,根据病变是否局限于胃肠道以及扩散的淋巴结部位,可将胃肠道淋巴瘤分为Ⅰ期、Ⅱ期和Ⅳ期(表1.2)。慢性淋巴细胞白血病以骨髓起病为主,外周血可检测到单克隆成

表1.2　胃肠道淋巴瘤Lugano分期

Lugano分期		Ann Arbor分期	TNM分期	肿瘤范围
I	局限于胃肠道:单个原发灶或多发非连续病灶	I E	T1N0M0	黏膜层、黏膜下层
			T2N0M0	肌层
			T3N0M0	浆膜层
II	扩散到腹腔	II E	—	—
	II 1:局部淋巴结受累		T1-3N1M0	胃旁淋巴结
	II 2:远处淋巴结受累		T1-3N2M0	更远部位淋巴结
	II E:突破浆膜层累及邻近器官或组织	I E	T4N0M0	侵及邻近结构
IV	弥漫性受累或伴有膈上淋巴结受累,或累及远处结外器官	III	T1-4N3M0	膈肌两侧淋巴结受累
		IV	TxNxM1	远处转移

熟B淋巴细胞,建议采用Rai分期标准,即根据外周血、骨髓、淋巴结及肝脾肿大情况对淋巴瘤进行分期。小淋巴细胞淋巴瘤以淋巴结起病为主,如果骨髓和外周血侵及程度尚未达到慢性淋巴细胞白血病标准,建议采用Ann Arbor分期。原发性皮肤淋巴瘤建议采用2018年的EORTC分期标准。蕈样肉芽肿/Sézary综合征建议采用TNMB分期,非蕈样肉芽肿/Sézary综合征建议采用TNM分期。以皮肤起病为主的结外NK/T细胞淋巴瘤(鼻型)、皮下脂膜炎样T细胞淋巴瘤、外周T细胞淋巴瘤-非特指型,建议采用Ann Arbor分期。

　　淋巴瘤的预后因素众多,分期只是其中一个。即便是晚期淋巴瘤患者,其预后评分仍可能为低危组,具有良好预后。淋巴瘤分期与患者预后之间的关联性不强,患者不必过分关注分期。

（中国医学科学院肿瘤医院　祁玲,应志涛）

1.8　淋巴瘤的危险度评估

　　淋巴瘤可以治好吗？这是患者及其家属最关心的问题。所谓的治好,就是治疗后肿瘤"不见了",而且不再复发。那么,淋巴瘤有可能治好吗？当然是有可能治好的,不过要看具体的病情。

　　是不是早期淋巴瘤可以治好而晚期淋巴瘤就治不好呢？对淋巴瘤来说,并非如此。多数情况下,决定淋巴瘤预后的最主要因素是病理类型而不是分期。T细胞淋巴瘤无论是在病程进展、临床表现方面还是在预后生存方面,均普遍差于B细胞淋巴瘤。此外,淋巴瘤的预后还与疾病的分期、侵袭程度、分子遗传学、免疫指标、是否合并基础疾病等多种因素相关。

　　我们可以运用预后指数评分对淋巴瘤的预后进行风险评估。目前,临床上最常用且已被证实有预后价值的风险评估系统是国际预后指数(international prognostic index, IPI);由于淋巴瘤的预后还与患者的年龄相关,又增加了根据年龄调整的国际预后指数(age adjusted IPI,aaIPI),适用于60岁以下的患者(表1.3);每符合1项危险因素即增加1分,根据得分可对患者进行危险程度分层(表1.4)。

表1.3　淋巴瘤IPI及aaIPI评分

预后模型	危险因素	分值
IPI	年龄＞60岁	1
	疾病分期为Ⅲ期或Ⅳ期	1
	乳酸脱氢酶高于正常值上限	1
	ECOG PS评分≥2分	1
	结外累及部位≥2处	1
aaIPI	疾病分期为Ⅲ期或Ⅳ期	1
	乳酸脱氢酶高于正常值上限	1
	ECOG PS评分≥2分	1

注:ECOG全称为Eastern Cooperative Oncology Group,即美国东部肿瘤协作组。

PS全称为performance status,即行为状态。

表1.4　基于淋巴瘤IPI及aaIPI的危险程度分层

IPI		aaIPI	
评分	危险度	评分	危险度
0或1	低危	0	低危
2	低中危	1	低中危
3	中高危	2	中高危
4或5	高危	3	高危

表 1.5　ECOG PS 评分

评分	描述
0	正常生活
1	能自由走动及从事轻体力活动,但不能从事较重的体力活动
2	能自由走动及生活自理,但已丧失工作能力,日间 50% 以上时间可以起床活动
3	生活仅能部分自理,日间 50% 以上时间需要卧床或坐轮椅
4	卧床不起,生活不能自理
5	死亡

　　针对不同淋巴瘤亚型,尚有一些特有的评分系统可用于评估患者的预后。例如,滤泡性淋巴瘤采用滤泡性淋巴瘤国际预后指数(follicular lymphoma international prognosis index,FLIPI),包括年龄≥60 岁、Ann Arbor 分期Ⅲ—Ⅳ期、血红蛋白<120 g/L、乳酸脱氢酶高于正常值上限、受侵淋巴结区≥5 个,每项计 1 分,根据得分可将患者分为 3 个风险组。再如,套细胞淋巴瘤目前广泛采用简易套细胞淋巴瘤国际预后评分系统(mantle cell lymphoma international prognostic index,MIPI)和结合 Ki-67 指数的联合 MIPI 预后评分系统(combined MCL international prognostic index,MIPI-c)。MIPI 包括年龄、ECOG PS 评分(表 1.5)、乳酸脱氢酶和外周血的白细胞计数,将患者分为不同的预后风险组;而 MIPI-c 是结合 Ki-67 指数(>30%)和 MIPI 的联合评分系统,被认为能够更好地预测套细胞淋巴瘤患者的预后。

　　针对外周 T 细胞淋巴瘤-非特指型的预后评分(prognostic

index for PTCL-NOS，PIT），包括年龄＞60岁、乳酸脱氢酶高于正常值上限、ECOG PS评分≥2分、骨髓受累。每项计1分，根据得分可将患者分为4个风险组。目前，结外NK/T细胞淋巴瘤的预后模型包括ENKTCL预后指数（prognostic index of natural killer lymphoma，PINK）及PINK-E，PINK包括年龄＞60岁、远处淋巴结侵犯、Ⅲ—Ⅳ期、鼻外原发，每项计1分，根据得分可将患者分为低危组（0分）、中危组（1分）及高危组（≥2分）。近期研究发现，血浆EBV-DNA阳性是结外NK/T细胞淋巴瘤整体生存的独立预后因素。因此，研究人员在PINK预后模型基础上，补充了血浆EBV-DNA阳性这一因素，建立了PINK-E预后模型。

此外，中期疗效在部分类型的淋巴瘤中也具有预后价值。例如，对于霍奇金淋巴瘤，2周期化疗后PET/CT检查结果为阴性的患者，其预后明显优于PET/CT检查结果为阳性的患者。

总之，淋巴瘤是一类异质性很强的疾病，这种异质性可以体现在疾病的方方面面。临床医生会根据不同的病理类型、临床特点对疾病进行精确的危险度评估，从而为患者的个体化诊疗提供指导与帮助。目前，临床医生也在不断探索新的预后因素，如基因表达谱等在淋巴瘤中的预后价值，以期使淋巴瘤患者得到更加精准的预后分层和个体化诊疗。

（山东省立医院　周香香）

1.9　淋巴瘤的疗效评估

1.9.1　淋巴瘤治疗后为什么要进行疗效评估

淋巴瘤患者在治疗后经常问的问题是："医生啊,我的病治疗得怎么样啦? 治疗好了吧? 之后还需要治疗吗?"要想回答这些问题,医生除了需要观察患者的一般情况,通过体检粗略了解患者的病情改善情况,通过抽血化验了解患者的检查指标好转情况,还需要采用一些专门的检查方法来判断治疗后淋巴瘤病灶的具体改变情况,简而言之就是医生会根据治疗后的"治疗反应"来评估疗效,再根据疗效评估结果来回答患者迫切想知道的上述问题。疗效评估是指通过身体检查(测量淋巴结、肿块大小的变化)、实验室检查、CT检查、MRI检查、PET/CT检查等,判断肿瘤治疗前后的变化,也就是将治疗前后的检查结果进行比较,从而评估疗效。根据疗效的评估结果,判定所应用的治疗方案是否有效,判断整体的治疗策略是否需要调整,并指导随后的治疗方案制订,以达到治愈疾病的目的。

1.9.2　淋巴瘤治疗什么时候进行疗效评估

目前临床公认的淋巴瘤中期疗效评估的时机是2~4个周期治疗后,终期疗效评估的时机是末次治疗结束后、定期随访前。

例如,霍奇金淋巴瘤推荐在2个周期治疗后进行中期疗效评估,而非霍奇金淋巴瘤推荐在3~4个周期治疗后进行中期疗效评估。中期(化疗期间)PET/CT检查一般推荐在下一周期化疗前的1~3天进行;终期(末次治疗结束后)PET/CT检查一般推荐在化疗后6~8周、放疗后8~12周进行。如果终期疗效评估时PET/CT检查结果不能确定疗效,建议随访2个月后再进行PET/CT检查;如果疗效评估前患者出现发热、感染等症状,建议等感染被彻底控制、症状好转后再进行PET/CT检查;如果因白细胞减低而进行了粒细胞集落刺激因子治疗,则需要在停止治疗至少2周后再进行PET/CT检查;如果需要进行骨髓活检评估病情,可在骨髓活检前进行PET/CT检查,或在骨髓活检至少1周后再进行PET/CT检查,避免干扰评估结果的判断。

1.9.3 淋巴瘤疗效评估的标准

淋巴瘤治疗后需要对比患者治疗前后的检查结果以评估疗效,那么治疗前后的差别如何判断为有效或无效呢?治疗前后的检查结果对比需要参考一定的标准,淋巴瘤最早的独立疗效评估标准是切森(Cheson)教授在1999年提出的CT时代的疗效判断标准;随着PET/CT检查在淋巴瘤中的广泛应用,2014年第11届国际恶性淋巴瘤会议确定了Lugano修订版的淋巴瘤疗效评估标准,这是目前国际公认的淋巴瘤疗效评估标准。依据2014年Lugano修订版的淋巴瘤疗效评估标准,淋巴瘤疗效评估的主要依据是对比治疗前后PET/CT检查和CT/MRI检查的结果,采用CT/MRI检查作为治疗前后的检查方法称为影像学缓解,采用PET/CT检查作为治疗前后的检查方法则称为代谢缓解。淋巴瘤疗效评估除了要进行影像学检查,还要进行骨髓检查,以了解评估时骨髓状况是否缓解。目前淋巴瘤的疗效评估结果可分为完全缓解、部分缓解、疾病稳定、疾病进展4种情况。

（1）完全缓解（complete remission,CR）:完全缓解可以理解为我们常说的"病好了",意味着用目前医学上最敏感的检测手段也检测不到体内还有淋巴瘤,可认为目前体内已经没有淋巴瘤了。常使用PET/CT检查和CT检查,PET/CT检查显示5PS评分为1~3分,伴或不伴有残留病灶;CT检查显示病灶消失,器官大小正常,无新发病灶,骨髓形态学正常。

（2）部分缓解（partial response,PR）:部分缓解可以理解为我们常说的"病好了一半"。PET/CT检查显示5PS评分为4~5分,残留肿瘤组织摄取较基线有所降低,残留病灶可为任意大小;CT检查显示体内残留病灶少,最多6个靶病灶,而且存在的病灶偏小（≤5 mm×5 mm）,部分病灶还会逐渐消失,器官仅轻微增大,骨髓较基线无变化。

（3）疾病稳定（stable disease,SD）:疾病稳定可以理解为我们常说的"病好了一点儿"。此类患者通常无代谢反应,靶病灶、结外病灶的5PS评分为4~5分,代谢较基线无明显变化,骨髓较基线无变化,肿块缩小＜50%或增大＜25%,无新发病灶。

（4）疾病进展（progressive disease,PD）:单独的靶病灶、结

外病灶5PS的评分为4～5分,肿块增大＞25%或出现淋巴瘤相关的新发高代谢病灶,骨髓有新出现或复发的^{18}F-FDG高代谢摄取。

由于PET/CT检查费用偏高以及其他原因,目前CT检查(包括平扫+增强)仍是疗效评估经常使用的一种检查方法,临床研究和药物临床试验也常采用CT检查来进行疗效评估。采用CT检查进行疗效评估时,需要选择可测量的病灶,建议选择6个直径较大的淋巴结或结外病灶,便于清楚地测量每个病灶的最长横径(LDi)及垂直于LDi的最短径(SDi),选择的淋巴结最好来自身体不同的淋巴结区域(最好包括纵隔和腹膜后区域),选择的结外病灶应包括实体器官(如肝、脾、肾、肺等)、胃肠道受累、皮肤病变、体检触诊可触及的病灶。

淋巴瘤有众多分型。中枢神经系统淋巴瘤具有特殊性,常采用磁共振增强扫描来评估疗效。在中枢神经系统淋巴瘤中,对于颅脑内微小浸润灶、不典型病灶,尤其是^{18}F-FDG摄取值不高的病灶,^{18}F-FDG PET/MRI检查比PET/CT检查更具优势。对于腹盆腔等部位的结外病变,磁共振弥散加权成像(diffusion weighted imaging,DWI)能更好地发现肝、脾、肾及骨髓等部位的微小病灶,这些部位的评估和微小病灶的活检对疗效评估具有一定意义。此外,^{18}F-FDG PET/MRI检查代替PET/CT检查可减少39%～45%的辐射剂量,未来^{18}F-FDG PET/MRI检查可能会逐渐应用到淋巴瘤的诊断和疗效评估中,尤其是原发或继发性中枢神经系统淋巴瘤的诊断和疗效评估。

淋巴瘤的疗效评估标准如表1.6所示。

表1.6 2014年Lugano修订版的淋巴瘤疗效评估标准

疗效	病灶区域	PET/CT检查	CT检查
CR	淋巴结及结外受累部位	5PS评分为1～3分,伴或不伴有残留病灶(注意:韦氏环、结外高代谢摄取器官,如脾脏、G-CSF刺激后的骨髓,其代谢可能高于纵隔/肝血池,此时评判CR应与本底水平相比)	靶病灶(淋巴结)Ldi≤1.5 cm,无结外病灶
	不可测量病灶	不适用	消失
	器官增大	不适用	退至正常
	新发病灶	无	无
	骨髓	无骨髓^{18}F-FDG敏感疾病证据	形态学正常;若不确定,则需要IHC阴性
PR	淋巴结及结外受累部位	5PS评分为4～5分,伴残留摄取较基线降低,残留病灶可为任意大小	最多6个靶病灶PPD总和,即SPD缩小≥50%
		中期评估,上述情况提示治疗有效	若病灶小至无法测量,按5 mm×5 mm处理
		终末期评估,上述情况提示疾病尚有残留	若病灶消失,按0 mm×0 mm处理
	不可测量病灶	不适用	消失或正常,残留病灶或病灶未增大
	器官增大	不适用	脾脏长径缩小值>原长径增大值的50%;常默认脾脏正常大小为13 cm,若原为15 cm,判断PR则需要长径<14 cm
	新发病灶	无	无

续表

疗效	病灶区域	PET/CT检查	CT检查
PR	骨髓	残留摄取高于正常骨髓组织但较基线降低;如果骨髓持续存在结节性局部异常改变,应进行MRI检查、活检或中期评估进一步诊断	不适用
SD	靶病灶(淋巴结或结节性肿块、结外病灶)	无代谢反应,中期/终末期5PS评分为4~5分,代谢较基线无明显改变	最多6个靶病灶SPD增大<50%,无PD证据
	不可测量病灶	不适用	未达PD
	器官增大	不适用	未达PD
	新发病灶	无	无
	骨髓	同基线	不适用
PD	单独的靶病灶(淋巴结或结节性肿块、结外病灶)	5PS评分为4~5分,伴摄取较基线升高,或中期/终末期评估时出现新发摄取升高	至少1个病灶进展即可诊断,淋巴结、结外病灶同时符合下述要求: ①LDi>1.5 cm; ②PPD较最小状态增加50%; ③LDi或SDi较最小状态增加0.5 cm(病灶≤2 cm)或1.0 cm(病灶>2 cm); ④脾脏长径增大值>原长径增大值的50%,常默认脾脏正常大小为13cm,若原为15 cm,判断PD则需要长径>16 cm; ⑤若基线无脾大,长径需要在基线基础上至少增加2 cm; ⑥新出现或复发的脾大

续表

疗效	病灶区域	PET/CT检查	CT检查
PD	不可测量病灶	无	新发病灶或原有非可测病灶明确进展
	新发病灶	出现淋巴瘤相关新发高代谢灶（排除感染、炎症等）；若未明确性质，应进行骨髓活检或中期评估	原已缓解病灶再次增大；新发淋巴结任意径线 > 1.5 cm；新发结外病灶任意径线 > 1.0 cm，若直径≤1.0 cm应明确该病灶是否与淋巴瘤相关；明确与淋巴瘤相关的任意大小的病灶
	骨髓	新出现或复发的高代谢摄取	新发或复发的骨髓受累

对于部分淋巴瘤患者，在治疗过程中会使用免疫检查点抑制剂（immune checkpoint inhibitors，ICIs），如PD-1/PD-L1单抗、CTLA-4单抗等。目前PD-1单抗已获批用于治疗自体造血干细胞移植治疗失败后或经2线系统性治疗仍失败的经典型霍奇金淋巴瘤和纵隔大B细胞淋巴瘤，此类情况下疗效评估除了可采用2014年Lugano修订版的淋巴瘤疗效评估标准，还可采用LYRIC标准（表1.7）。ICIs治疗后可能会出现假性进展，表现为肿瘤大小短暂性增大，甚至PET/CT检查显示病种代谢活性短暂性升高或出现新发病灶，继续治疗后肿瘤继续缩小，或代谢活性下降。目前临床认为，确定假性进展需要结合患者的临床表现，即此时患者的临床表现为好转或稳定，体能无下降，总体上疾病得到控制。如果考虑假性进展，则可继续进行ICIs治疗。

表 1.7　免疫检查点抑制剂治疗评估——LYRIC 标准

反应分类	LYRIC 标准
CR	同 Lugano 标准
PR	同 Lugano 标准
PD	同 Lugano 标准,但应排除以下不确定缓解(indeterminate response,IR)情况: ①12 周内病灶 SPD 增加≥50%(基于 6 个可测量病灶的 SPD),临床表现无恶化; ②治疗后任何时间点 SPD 增加<50%,但出现新发病灶,或治疗中一个或多个病灶 PPD≥50%(基于 6 个可测量病灶的 SPD)且病灶数量未增多; ③病灶 ^{18}F-FDG 摄取升高,病灶本身并未增大

1.9.4　PET/CT 淋巴瘤疗效评估的 Deauville 5 分法

根据前文介绍,我们知道了淋巴瘤疗效评估时常会采用 PET/CT 检查,那么 Lugano 标准中反复提到的神秘的 5 分法到底是如何进行评分的呢? 这个神秘的 5 分法就是 Deauville 5 分法,它是将 PET/CT 检查时测量的淋巴瘤病灶的 SUV 值与患者本底、纵隔血池、肝血池的 SUV 值进行比较,对病灶进行评分,从而判断治疗效果,具体标准如表 1.8 所示。

在实际应用中,个别情况下中期评估时 Deauville 5 分法存在一定的假阳性率。因此,评估时除了采用 Deauville 5 分法,还会结合使用△SUVmax 法。△SUVmax 法是指将治疗前后 SUVmax 缩减率作为判定标准,缩减率大于阈值表示 PET 阴

表1.8　Deauville 5分法

Deauville 5分法	
1	病灶摄取<本底
2	病灶摄取≤纵隔血池
3	纵隔血池<病灶摄取≤肝血池
4	病灶摄取>肝血池(轻度)
5	病灶摄取>肝血池(显著,SUVmax>2倍肝血池)或新发病灶
X	新发摄取异常,考虑与淋巴瘤无关

性,缩减率等于或小于阈值表示PET阳性。相关研究及临床应用显示,两次化疗周期后PET/CT阈值为66%,四次化疗周期后PET/CT阈值为70%,但上述阈值尚未得到前瞻性研究验证。临床上Deauville 5分法与△SUVmax法结合应用的一致性较好,这在一定程度上降低了假阳性的发生率。另外,有文献报道定量PET/CT法,即将治疗后病灶的SUV值与肝血池的SUV值进行比较,此法尚未在临床上广泛应用,有待临床前瞻性研究验证。对于有难度的病例,疗效评估时会综合应用多种方法以确保评估的准确性。

（安徽医科大学第一附属医院　刘沁华）

1.10　淋巴瘤的新诊断技术

患者时常会问到一个问题:"为什么同一种类型的淋巴瘤,预后差别那么大呢?"的确是这样,甚至同一种淋巴瘤同样的分期,预后也有所差异,这也是医生一直以来的困惑。随着诊断技术的发展与创新,我们对淋巴瘤的认识逐渐深入,揭晓了一部分预后差异的秘密。

1.10.1 组织活检

本节谈及的组织活检主要是指基因检测。患者淋巴瘤诊断及分期明确后,为什么还有那么多疗效的异质性存在呢? 这得从更微观的层面——基因说起。20世纪80年代,两个重大发现让科学家认识到了基因在癌症里面所扮演的角色:

(1)9号染色体上的 ABL 与22号染色体上的 BCR 错位融合而成 BCR-ABL,这一突变是慢性粒细胞白血病(简称"慢粒")的直接病因。

(2)乳腺癌的重要标志物——人表皮生长因子受体-2 (human epidermal growth factor receptor 2,HER2)基因异常(过表达、扩增、突变)。

在淋巴瘤研究方面,淋巴瘤的基因检测对淋巴瘤的精准诊断具有很好的辅助作用,最新版的 WHO 及美国国立综合癌症网络(National Comprehensive Cancer Network,NCCN)指南对淋巴瘤的靶向基因有明确说明,如典型的毛细胞白血病的 BRAF 突变、非典型毛细胞白血病的 MAP2K1 突变、淋巴浆细胞性淋巴瘤和巨球蛋白血症的 MYD88 突变、伯基特淋巴瘤的 MYC 突变等,这些都是可用于淋巴瘤的诊断及鉴别诊断的特征基因。

随着基因检测技术的进步,越来越多的基因被发现与癌症的发生及治疗方案的敏感性相关。对于 B 细胞淋巴瘤,常见的基因突变类型在不同的病理分型中有所不同,但都与患者的预后相关,如 TP53、MYD88、CD79b、EZH2、IRF4 等,其中 BCL2、BCL6 及 MYC 的重排对患者的精准分型及预后有显著影响。此外,基因检测还有助于靶向药物的选择,针对不同的靶点可选择不同的靶向药物,进行个体化治疗,提高治疗效果。常用于治疗淋巴瘤的靶向药物包括利妥昔单抗、BTK 抑制剂、来那度胺等。

总之,基因突变与癌症患者的发病、治疗和预后息息相关,而淋巴瘤患者进行基因检测能够得到更为精准的诊疗结果。

1.10.2　液体活检

液体活检是指采集血液、脑脊液、胸腔积液、腹腔积液、尿液、唾液等体液标本开展的分子诊断,其中尤以血液标本应用最为广泛。这些体液标本中有很多来自肿瘤的物质,包括循环肿瘤细胞、循环肿瘤 DNA、循环肿瘤 RNA、外泌体等。它们携带治疗前和治疗后肿瘤特征的关键信息,是开展液体活检主要的材料来源。

1. 循环肿瘤细胞

循环肿瘤细胞(circulating tumor cell,CTC)是指从实体瘤中脱离出来并进入外周血液循环的肿瘤细胞。CTC 来源于原发肿瘤组织,是肿瘤细胞转移的重要方式,与肿瘤发生、发展、预后息息相关。1869 年,澳大利亚学者在一例转移性肿瘤患者血液中首次观察到从实体肿瘤中脱离出来并进入血液循环的肿瘤细胞，率先提出CTC的概念。随着肿瘤组织的不断生长，部分肿瘤细胞会获得异常的活动能力，从而释放到血液中。CTC作为游离在血液中的肿瘤细胞，包含肿瘤的DNA、基因组、蛋白质组等信息，对肿瘤研究有十分重要的作用。

2. 循环肿瘤DNA

1948年，科学家在血液中检测到游离的DNA片段，并提出游离DNA（cell-free DNA，cfDNA）的概念。而循环肿瘤DNA（circulating tumor DNA，ctDNA）是指肿瘤细胞释放的、包含肿瘤变异信息的DNA片段（包括突变、缺少、插入、重排、拷贝数异常、甲基化等），是cfDNA的一部分。1 mL血液中仅有数纳克的ctDNA。ctDNA的半衰期非常短，一般不超过1.5小时。ctDNA是一类具备广泛应用前景的肿瘤标志物，具有快速、无创及样本易获取的优势，可用于肿瘤早期诊断、发展过程监测、预后判断以及个体化用药指导。近年来，学者检测弥漫大B细胞淋巴瘤的ctDNA时发现，患者外周血可检测到的ctDNA突变基因与组织检出的基因突变具有高度一致性。此外，相关临床研究表明，ctDNA还可以用于弥漫大B细胞淋巴瘤的基因分型，吻合度最高可达到88%，若将ctDNA检测用于淋巴瘤诊断还需要更多的研究数据支持。陆军军医大学第二附属医院针对ctDNA在结外NK/T细胞淋巴瘤中的运用进行了相关研究，发现ctDNA不仅可以反映患者的肿瘤负荷，还可以用于患者的危险度分层及疗效监测。

3. 外泌体

外泌体(exosome)是一种大多数细胞都能分泌的小泡,直径为 40～100 nm。1987 年,科学家在细胞培养液中分离得到一种小泡状的物质并将其命名为外泌体,随后发现这种小泡中含有细胞特异的蛋白、脂质和核酸,能作为信号分子影响其他细胞的功能,是细胞之间沟通的载体。相关研究发现,与正常细胞相比,肿瘤细胞释放的外泌体差异较大,这些外泌体与肿瘤的发生、发展、转移及耐药性具有显著的相关性。因此,体液中的外泌体有望成为淋巴瘤的早期诊断标志物。

4. 代谢产物

相对于正常细胞,肿瘤细胞的生长是异常迅速的,这也是其致命的重要原因。那么肿瘤细胞在生长过程中的代谢情况必然与正常细胞迥异,这一点被称为肿瘤细胞的代谢重编程。1924 年奥托·瓦博格(Otto Warburg)发现,与大多数正常组织不同,肿瘤细胞即使在氧气足以支持线粒体氧化磷酸化的情况下,也倾向于将葡萄糖"发酵"成乳酸。人们为了纪念这一伟大发现,将之命名为瓦博格效应(Warburg effect)。这也揭开了科学界对于肿瘤代谢重编程探索的序幕。

近年来,相关研究发现肿瘤患者的外周血及尿液中存在一些异常代谢产物,这些代谢产物与正常代谢产物差异较大,而且它们在肿瘤的发生、发展过程中发挥着显著作用。因此,异常代谢产物有望成为淋巴瘤的早期诊断、预后以及耐药预测的标志物。

5.微生物

随着生物科学的不断发展,科学家发现人体携带的微生物对肿瘤发生、发展有着不可忽视的影响。相关研究发现,胃肠道及鼻咽部的微生物均对淋巴瘤的预后有显著影响。因此,在淋巴瘤的早期诊断、预后及耐药预测方面,微生物检测具有十分不错的前景。

1.10.3 其他黑科技

1.纳米光化学DNA生物传感器

传统的肿瘤标志物检测方法存在着样本预处理复杂、灵敏度和特异性低等问题。纳米光化学DNA生物传感器作为一种新兴的检测技术,在肿瘤标志物检测中具有很大潜力。

纳米光化学DNA生物传感器主要通过传感器中的特异性DNA探针与目标肿瘤标志物发生特异性结合,导致纳米材料表面的光学信号改变。通过检测这些光学信号的变化,可精确分析目标肿瘤标志物的存在及其浓度,为肿瘤的早期诊断提供了可能。

2.工程菌

自然界有一种名为贝氏不动杆菌的细菌,其具有从环境中吸收DNA的天然能力。KRAS是在许多类型的肿瘤中经常发生突变的基因。近年来,相关研究对贝氏不动杆菌进行了改造,使其成为识别KRAS突变的传感器。改造过的贝氏不动杆菌可以吸收突变的 KRAS，但不吸收正常的 KRAS。而只有吸收了突变 KRAS 的贝氏不动杆菌才能在含有抗生素的培养条件下存活，长出绿色的菌落。这一研究为肿瘤的早期诊断提供了全新思路。

如今，我们对肿瘤的认识虽然进步很大，但仍有很长的路要走。随着新技术的不断出现，我们对肿瘤的认识会逐渐加深，从而进一步提高肿瘤患者的生存质量。

（陆军军医大学第二附属医院　李甫,饶军）

第二章

淋巴瘤的治疗

2.1 霍奇金淋巴瘤的治疗

霍奇金淋巴瘤（Hodgkin lymphoma，HL）是一种预后较好的肿瘤，早期 HL 治愈率可达 80%。下面我们就来看看 HL 的治愈之路吧！

所谓"知己知彼，百战不殆"，HL 的治疗也是一样的，我们要根据 HL 的不同类型和分期确定进一步的治疗方案。HL 分为经典型 HL（classic Hodgkin lymphoma，cHL）和结节性淋巴细胞为主型 HL（nodular lymphocyte predominance Hodgkin lymphoma，NLPHL），其中 cHL 约占 HL 的 90%，可进一步细分为结节硬化型、混合细胞型、富含淋巴细胞型和淋巴细胞消减型。HL 根据淋巴瘤的侵犯部位和数量可分为 Ⅰ—Ⅳ期，根据有无不良预后因素可分为预后良好组及预后不良组（如表 2.1）。初诊 HL 最常用的治疗方式为化疗和放疗，近年来以维布妥昔单抗（brentuximab vedotin，BV）和 PD-1 单抗为代表的新药在 HL 治疗中的应用也越来越多。那么，我们如何根据不同的情况选择合适的治疗方式呢？

表2.1 Ⅰ—Ⅱ期霍奇金淋巴瘤的不良预后因素

预后因素	ECORTC	GHSG	NCCN
年龄	≥0岁	—	—
ESR和B症状	> 50 mm/h 且无B症状	> 50 mm/h 且无B症状	≥50 mm/h 或有B症状
	> 30 mm/l h 且有B症状	> 30 mm/l h 且有B症状	—
纵隔大肿块	MTR > 0.35	MTR > 0.33	MTR > 0.33
受累淋巴结区	> 3	> 2	> 3
结外病症	—	有	—
大肿块直径	—	—	> 10 cm

注:(1)EORTC 全称为 European Organisation for Research and Treatment of Cancer,即欧洲癌症研究与治疗组织;GHSG 全称为 German Hodgkin Study Group,即德国霍奇金淋巴瘤研究组;NCCN 全称为 National Comprehensive Cancer Network,即美国国立综合癌症网络;ESR 全称为 erythrocyte sedimentation rate,即红细胞沉降率;B症状是指全身症状,包括体重下降、发热、盗汗等;MTR 是指纵隔胸廓比,即肿块最大径/胸腔 T5 或 T6 水平横径。

(2)Ⅲ—Ⅳ期霍奇金淋巴瘤国际预后评分(international prognostic score,IPS):白蛋白 < 40 g/L,血红蛋白 < 105 g/L,男性,年龄≥45 岁,Ⅳ期病变,白细胞≥15.0×10^9/L,淋巴细胞占白细胞比例 < 8% 和(或)淋巴细胞 < 0.6×10^9/L。

2.1.1 初诊HL的治疗

化疗和放疗是 HL 初期治疗的主要手段,大约80%的患者可达到完全缓解,获得长期生存。

1.初诊 cHL 的治疗

初诊 cHL 的治疗原则如图2.1所示。

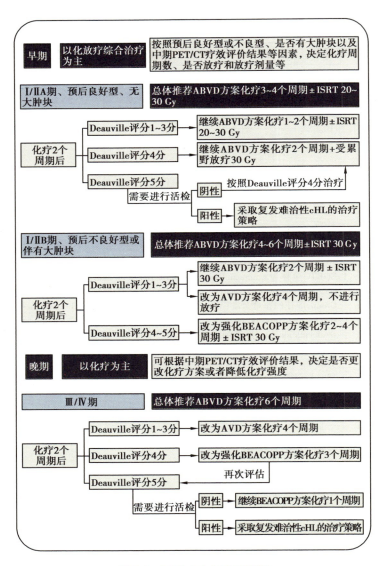

图2.1　初诊cHL的治疗原则

（1）Ⅰ/ⅡA期、预后良好型、无大肿块者：推荐ABVD方案（多柔比星+博来霉素+长春花碱+达卡巴嗪）化疗3~4个周期±放疗。

（2）Ⅰ/ⅡB期、预后不良或伴有大肿块者：标准治疗为ABVD方案化疗2个周期后进行PET/CT检查评估病情，评分1~3分者可选择继续ABVD方案化疗2个周期±放疗或改为AVD方案化疗4个周期，评分4~5分者可改为强化BEACOPP方案（博来霉素+依托泊苷+多柔比星+环磷酰胺+长春新碱+甲基苄肼+泼尼松）化疗2~4个周期±放疗。

（3）Ⅲ/Ⅳ期者：标准治疗为ABVD方案化疗6个周期联合放疗，局部放疗仅限于化疗后残余病灶2.5 cm以上者。通常ABVD方案化疗2个周期后进行PET/CT检查评估病情，根据评估结果，调整下一步治疗方案。

根据上述治疗方案，我们不难发现，对HL患者而言，不管分期如何，化疗2个周期后的PET/CT检查至关重要，其评估结果能预测患者的预后，后续的治疗方案应视评估结果而定。

2. 初诊NLPHL的治疗

NLPHL在免疫表型上与cHL有所不同，病情进展缓慢，预后更好，因此其治疗原则与cHL大相径庭。无临床不良预后因素的Ⅰ/ⅡA期患者首选单纯放疗，其余各期的治疗均参照cHL的治疗原则。NLPHL肿瘤细胞表达CD20，缺乏CD30表达，因此可选择化疗联合利妥昔单抗治疗。

2.1.2　复发难治性HL的治疗

虽然大多数HL治疗效果较好,但仍有10%~15%的早期患者和15%~30%的晚期患者出现复发、难治。遭遇此类情况时该怎么办呢？患者朋友们不要丧失信心,我们仍有多种治疗方式可以选择。

1.二线化疗和造血干细胞移植

对于复发患者,常用的二线化疗方案包括ICE方案(异环磷酰胺+卡铂+依托泊苷)、DHAP方案(地塞米松+顺铂+大剂量阿糖胞苷)、GDP方案(吉西他滨+顺铂+地塞米松)等。对于复发难治性HL患者,建议二线化疗至少达到部分缓解后序贯自体造血干细胞移植(autologous stem cell transplantation,ASCT,也称为autologous hematopoietic stem cell transplantation,auto-HSCT),而异基因造血干细胞移植(allogeneic hematopoietic stem cell transplantation,allo-HSCT)通常用于ASCT后复发的患者。移植前疾病获得完全缓解是预后的重要因素,因此,移植前要尽可能使患者达到完全缓解。二线化疗虽然有效率高,但完全缓解率低,建议与新药联合使用,桥接造血干细胞移植。

2.新疗法

新疗法包括靶向治疗、免疫治疗、嵌合抗原受体T细胞免疫治疗(chimeric antigen receptor T-cell immunotherapy,CAR-T)等。

(1)靶向治疗和免疫治疗:让HL治疗"有的放矢"(图2.2)。

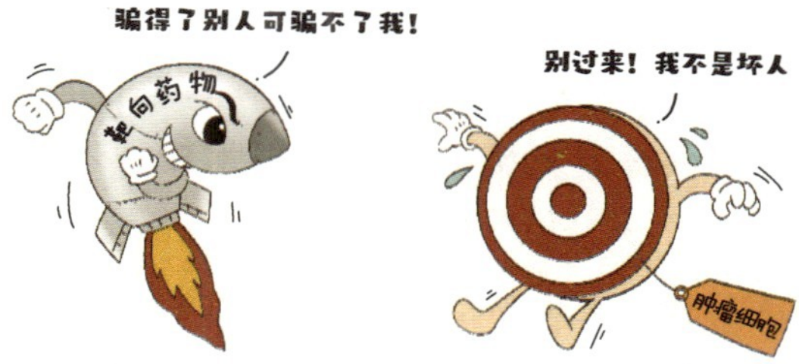

图2.2　靶向药物与肿瘤细胞

众所周知,靶向治疗药物能够精准靶向于肿瘤细胞上存在的特定分子,从而达到抑癌效果。cHL的肿瘤细胞——R-S细胞(Reed-Sternberg cell)表达 CD30 分子,成为靶向治疗的靶标。BV 是一种作用于 R-S 细胞表面 CD30 受体的抗体药物偶联物,是 cHL 治疗的重要靶向药物。对于 cHL 老年患者,常规联合化疗方案具有副作用大、患者耐受性差等不足,BV 单药或联合化疗可提高患者的缓解率,并减少化疗相关副作用,尤其是肺部毒副反应。另外,HL 的肿瘤细胞高表达 PD-L1,与 T 细胞等免疫细胞的免疫检查点 PD-1 分子结合,并抑制这些细胞的抗肿瘤免疫功能,从而达到免疫逃逸的目的。为了断掉肿瘤细胞的"逃生之路",阻断此路径的免疫检查点抑制剂 PD-1 单抗应运而生。对于复发难治性 HL 患者,BV、PD-1 单抗单药或联合用药,大大提高了治疗的完全缓解率,同时也保障了安全性。虽然 BV、PD-1 单抗主要用于复发难治性 HL 患者,但越来越多的研究证实一线更早启用新药可提高患者的生存质量。对于进展期 cHL 患者,BV 联合 AVD 方案与标准 ABVD 方案相比,改善了 2 年的无进展生存期(从 77.2% 提高至

82.1%），而且使间质性肺病的发生率降低了5%。移植后进行BV或PD-1单抗维持治疗也可进一步提高患者的生存质量。目前，CD25单抗偶联物用于复发难治性HL患者的临床研究尚在进行中。

（2）CAR-T：虽然CAR-T在HL治疗方面的应用不如在CD19的B细胞淋巴瘤治疗方面成熟，但近年来抗CD30 CAR-T成为复发难治性HL治疗的一项"利器"，有学者尝试将抗CD30 CAR-T与自体造血干细胞移植联合以治疗复发难治性HL。

对于HL这种预后较好的肿瘤，患者的生存期较长，我们还需要关注患者的治疗副作用以及发生第二肿瘤的风险，如胸部放疗可能会增加女性患者后期发生乳腺癌的风险。因此，患者应谨遵医嘱按时复查，并将治疗期间的不良反应及时反馈给医护人员。

综上所述，霍奇金淋巴瘤并不可怕，如今有多种治疗手段为治愈霍奇金淋巴瘤"保驾护航"。患者应接受规范化治疗，多与医生沟通，积极配合治疗并保持良好心态，才能早日"向肿瘤说拜拜"。

（中国人民解放军陆军特色医学中心　张娜，曾东风）

2.2　侵袭性B细胞淋巴瘤的治疗

非霍奇金淋巴瘤（non-Hodgkin lymphoma，NHL）是一组异质性淋巴瘤，B细胞非霍奇金淋巴瘤（B-cell non-Hodgkin lymphoma，B-NHL）大致分为惰性、侵袭性、高度侵袭性三类。NHL诊疗工作的基石就是准确诊断淋巴瘤的具体亚型。近年来，基于肿瘤组织的二代测序及全外显子组测序技术所建立的分子分型，可更精准地指导靶向治疗的实施。此外，在制订治疗方案时，还需要综合考虑患者的治疗目标和器官功能等。

侵袭性B细胞淋巴瘤的恶性程度高，临床进展迅速，因此对生命威胁更大，但存在治愈可能。最具代表性的弥漫大B细胞淋巴瘤（diffuse large B cell lymphoma，DLBCL）在所有淋巴瘤中占比最大，约1/3。侵袭性B-NHL的治疗方式主要包括化疗、放疗、靶向治疗、免疫治疗和造血干细胞移植等。但传统的放化疗和"高大上"的新药该如何应用呢？

淋巴瘤的治疗方案大致分为针对初诊的一线治疗（first-line therapy）和针对复发/难治状态的二线及以上治疗（second-line therapy）。

2.2.1 一线治疗

一线治疗主要采用联合化疗进行系统性治疗。一线免疫化疗方案通常是基于利妥昔单抗的R-CHOP方案，R指利妥昔单抗，CHOP是4种化疗药物即环磷酰胺C + 阿霉素H + 长春新碱O + 泼尼松P。在此基础上衍生出R-mini CHOP方案（剂量减为标准剂量的1/3~1/2）、R-DA-EPOCH方案（加入依托泊苷E并持续24小时输注）等。通过标准的R-CHOP方案治疗后，约2/3的DLBCL患者可获得长期缓解或治愈。针对伯基特淋巴瘤这种侵袭性更高的淋巴瘤,通常会选用剂量较高的R-CODOX-M/R-IVAC化疗方案组合,即利妥昔单抗R、环磷酰胺C、长春新碱O、阿霉素D、阿糖胞苷A、甲氨蝶呤M、异环磷酰胺I、依托泊苷V等药物的联合或交替使用。

对于器官功能差或体能状况差的患者,不能照搬上述方案,应选择R-mini CHOP方案、R-GCVP方案(吉西他滨G)、BR方案(苯达莫司汀)等强度较弱的方案。随着新药上市,不耐受传统化疗的患者有了更多的治疗选择。无化疗方案(chemo-free)日益受到医疗界的关注,例如BTKi+R+len方案(BTK激酶抑制剂+利妥昔单抗+来那度胺),相关研究证实了其具备良好的疗效和安全性。

2.2.2 复发难治性侵袭性B细胞淋巴瘤的治疗

复发难治性侵袭性B-NHL的主要治疗手段是化疗,大多以铂类药物为基础,如利妥昔单抗联用地塞米松、大剂量阿糖胞苷和顺铂(R-DHAP方案),利妥昔单抗联用异环磷酰胺、卡铂和依托泊苷(R-ICE方案),利妥昔单抗联用吉西他滨、地塞米松和顺铂(R-GDP方案),以上方案疗效相似。对于化疗敏感的复发患者,采用大剂量化疗和ASCT仍可实现治愈。然而,由于高龄及合并症的存在,仅有约半数患者适合接受ASCT治疗,总治愈率为25%～35%。另外,放疗常作为辅助选手出现在淋巴瘤的治疗中,清除残余病灶或参与姑息性治疗。异基因造血干细胞移植虽然能显著降低复发率,但治疗相关死亡率较高,因此其整体疗效与 ASCT 相仿,一般用于难治性患者的治疗。

新药在侵袭性 B-NHL 中的应用取得了令人振奋的成果。常见的新药治疗靶点汇总如图 2.3 所示。

(1)多项研究证实 R-CHOP 方案联合 BTK 抑制剂、PI3K 抑制剂、BCL-2 抑制剂、来那度胺等免疫调节剂,可能提高携带预后不良因素的 DLBCL 疗效。

(2)抗体药物偶联物(antibody-drug conjugate,ADC)可通过靶向抗体将细胞毒性药物选择性地递送到肿瘤细胞。polatuzumab vedotin 是靶向 CD79b 的抗体药物偶联物,研究表明,在初诊的 DLBCL 患者中,其疗效可能优于 R-CHOP 方案。

(3)免疫疗法,例如 PD-1 抑制剂,对原发性纵隔大 B 细胞淋巴瘤有效。

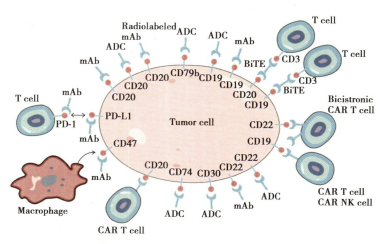

图2.3　目前常见的淋巴瘤治疗靶点

（4）双特异性抗体，简称"双抗"，能够同时靶向肿瘤细胞和T细胞上的特定抗原，从而诱导T细胞激活，并触发细胞介导的细胞毒性。目前，已有诸如博纳吐单抗等针对CD3和CD19的"双抗"，而针对CD3和CD20的"双抗"（如格罗菲妥单抗等）也即将上市。

"120万的神药"——CAR-T大家都非常熟悉了，这是一种基因修饰的细胞疗法，目前针对复发难治性DLBCL等均取得了不俗的疗效，但应用仍受到毒性、制备时间和经济方面的限制。近年来，通用CAR-NK正处于研发与探索阶段。

常见的新药及其原理如表2.2所示。

表2.2 淋巴瘤治疗新药的原理简介

方案/药物	原理简介
CAR-T/ CAR-NK	将患者体内的"抗癌卫士"细胞提取出来，通过基因工程改造安装制导系统和武器系统，同时在体外进行扩增产生大量的"超级"细胞兄弟，最终回输患者体内定向杀死肿瘤细胞
抗体药物偶联物	由导航系统（特异性识别肿瘤细胞的抗体）连接"毒药（细胞毒性药物）"，精准输送到肿瘤细胞身上
免疫检查点抑制剂	靶向体内的T细胞，促使原本"熟睡"的T细胞重新激活并发挥其攻击肿瘤细胞的本能
双特异性抗体	具备两只手（两个抗体位），一只手抓肿瘤细胞，另一只手抓T细胞，让T细胞一对一近距离"暴打"肿瘤细胞，例如CD3和CD20组合
小分子靶向药物	结合到肿瘤内某些比较活跃/重要的部位产生杀伤作用，例如BTK抑制剂结合到布鲁顿酪氨酸激酶区，PI3K抑制剂结合到磷脂酰肌醇3激酶区

层出不穷的新药让患者及其家属看到了治愈的曙光，国内大型正规的医疗机构会开展多种新药临床试验，使患者有机会免费接受前沿的治疗手段。患者朋友们应深入了解这些临床试验，摒弃将自己视为"小白鼠"的误解，并积极入组。

总结一下，侵袭性B-NHL的治疗原则在于，务必抓牢一线治疗实现治愈的机会，合理调整二线治疗的选择，勇于尝试临床试验。

（陆军军医大学第二附属医院　董松，

陆军军医大学基础医学院　袁笛）

2.3 惰性淋巴瘤的治疗

淋巴瘤按肿瘤细胞增殖速度和自然病程可分为：惰性、侵袭性和高度侵袭性。惰性淋巴瘤，顾名思义就是一类发展较缓慢的淋巴瘤，甚至有人给它取了一个通俗的名称——"懒癌"。惰性淋巴瘤按组织学类型可分为B细胞来源和NK/T细胞来源。B细胞亚型包括慢性淋巴细胞白血病（chronic lymphocytic leukemia，CLL）/小淋巴细胞淋巴瘤（small lymphocytic lymphoma，SLL）、滤泡性淋巴瘤（follicular lymphoma，FL）、脾边缘区淋巴瘤（splenic marginal zone lymphoma，SMZL）、黏膜相关淋巴组织（mucosal-associated lymphoid tissue，MALT）结外边缘区淋巴瘤（MALT淋巴瘤）、华氏巨球蛋白血症（Waldenström macroglobulinemia，WM)/淋巴浆细胞性淋巴瘤(lymphoplasmacytic lymphoma，LPL)、毛细胞白血病(hairy cell leukemia，HCL)、套细胞淋巴瘤(mantle cell lymphoma，MCL)等。NK/T细胞亚型包括T细胞大颗粒淋巴细胞白血病、慢性NK细胞淋巴增殖性疾病、皮下脂膜炎样T细胞淋巴瘤、蕈样霉菌病、T幼稚淋巴细胞白血病等。

惰性淋巴瘤中B细胞亚型占多数，全球惰性B细胞淋巴瘤的相对发病率约占B细胞淋巴瘤的50%，其中最多的亚型为FL。而我国惰性淋巴瘤的相对发病率占B细胞淋巴瘤的30%~35%，其中最多的亚型为MALT淋巴瘤。随着我国逐渐步入老龄化社会以及淋巴瘤诊断水平的不断提高，惰性淋巴瘤的发病/检出率呈逐年升高趋势。

惰性淋巴瘤这种"懒癌"的临床表现是什么呢？与侵袭性淋巴瘤(如弥漫大B细胞淋巴瘤)是否有不同的临床表现呢？下面听我们慢慢道来。

惰性淋巴瘤患者通常表现出以下一项或多项症状。

(1)包：颈部、腋下、腹股沟等部位出现大小不一的包块，这些包块生长较缓慢；部分患者腹部可触摸到包块(如肿大的脾脏)。

(2)热：无明显原因的反复发热，通常表现为低热，体温为37.5~38.5 ℃。

(3)痒：长时间的皮肤瘙痒，反复发作的皮疹。

(4)汗：夜晚或睡觉时出虚汗，浸湿衣物。

(5)瘦：体重逐渐减轻，半年内体重减少≥10%。

（6）高：体检或相关检查时发现血淋巴细胞及白细胞数量升高。

惰性淋巴瘤各亚型在临床表现及组织学形态上的相似性、肿瘤发生部位的多样性、与良性/反应性疾病的交叉性，是其诊断及分期的难点。惰性淋巴瘤的诊断和其他淋巴瘤一样，依赖于诊断"金标准"——病理活检。惰性淋巴瘤常常侵犯骨髓或仅侵犯脾脏，因此骨髓穿刺及活检、脾脏切除活检也是诊断的关键检查。另外，还需要完善流式细胞术检查（如考虑 CLL）、细胞遗传学分析或荧光原位杂交（fluorescence in situ hybridization，FISH）检测遗传学异常（如考虑 MCL、FL）、二代测序检测突变基因（如考虑 WM、HCL）等，进一步鉴别诊断及分型。

惰性淋巴瘤的分期需要进行增强 CT、增强 MRI、胃肠镜等特殊检查。除 FL、MCL 和考虑组织学转化需要进行 PET/CT 检查外，对于其他类型的惰性淋巴瘤，PET/CT 检查并非必须项。

不少患者在确诊后非常焦急，认为"肿瘤要早治疗才能早点好"。其实，不用过分担心，对于惰性淋巴瘤，首先要树立一个观点，那就是确诊为"懒癌"后不一定马上需要治疗。各种惰性淋巴瘤都有自己的治疗指征，总体而言，以出现的不适症状是否影响到脏器功能为主要治疗指征。大部分的惰性淋巴瘤无法治愈，但如慢性病一样，精准分层和精准治疗可以延长患者的生存期。早期患者需要积极进行根治性治疗，而晚期患者以改善生活质量、延长无进展生存期为主要治疗目标。

（1）手术或放疗：主要用于早期（Ⅰ期、Ⅱ期）、局部病变。例如，眼附属器淋巴瘤常采用手术治疗。对于早期惰性淋巴瘤，手术切除或放疗是有可能实现彻底治愈的。

（2）免疫化疗：

①对于惰性B细胞淋巴瘤，CD20单抗（如奥妥珠单抗、利妥昔单抗）联合苯达莫司汀的方案是常见的选择。

②对于惰性T细胞淋巴瘤，常见的选择是环孢霉素免疫治疗，而CHOP方案为主的化疗主要用于进展期的淋巴瘤。近年来，ADC药物——维布妥昔单抗在皮肤T细胞淋巴瘤治疗中展现出了较好的疗效。

（3）小分子靶向药物：近年来，无化疗的靶向药物给惰性淋巴瘤患者带来了快速、高效的缓解和更优的生存。例如，BTK抑制剂（如伊布替尼、泽布替尼、奥布替尼等）用于治疗CLL、MCL、MZL，BCL-2抑制剂（如维奈克拉等）单药或联合用药用于治疗CLL，EZH2抑制剂用于治疗复发难治性FL，PI3Kδ抑制剂（如度维利塞、林普利塞等）用于治疗CLL、MZL以及惰性T细胞淋巴瘤，HDAC抑制剂（如西达本胺等）用于治疗部分惰性淋巴瘤。

（4）免疫调节类药物：来那度胺、泊马度胺联合CD20单抗±小分子靶向药物在惰性淋巴瘤中的应用较为广泛。

（5）细胞免疫治疗：对于复发难治性惰性淋巴瘤，CAR-T、CD3×CD20双抗等展现出较好的治疗前景。

（6）造血干细胞移植：有研究显示，造血干细胞移植在治疗复发难治性惰性淋巴瘤方面取得了显著的缓解效果,改善了患者的疾病预后。

(7)临床试验:今天的好药都曾经是昨天临床试验中的探索。奇迹真的有可能发生!

(陆军军医大学第二附属医院　蔺诗佳,向茜茜)

2.4　弥漫大B细胞淋巴瘤的治疗

淋巴瘤有很多种类,如果详细罗列,会超过100种,不过,比较常见的大概有10余种,而其中最常见的则是弥漫大B细胞淋巴瘤。弥漫大B细胞淋巴瘤占所有淋巴瘤的30%以上,这一节我们主要谈谈什么是弥漫大B细胞淋巴瘤,以及如何对这种淋巴瘤进行诊断与治疗。

2.4.1　什么是弥漫大B细胞淋巴瘤

要了解弥漫大B细胞淋巴瘤,我们可以简单地从以下几个关键字来理解。

(1)"B":这种淋巴瘤来源于成熟B细胞。我们知道正常的淋巴细胞分为B细胞、T细胞和NK细胞,相应地也有来源于B细胞、T细胞和NK细胞的淋巴瘤。同时,淋巴细胞有不同的发育阶段,对应的淋巴瘤也分为原始阶段的(常称为母细胞淋巴瘤)和成熟阶段的。弥漫大B细胞淋巴瘤正是一种源自成熟 B 细胞的淋巴瘤,其重要标志之一就是细胞表面表达 CD20 分子,可以应用针对性靶向药物进行治疗。

(2)"大":指的是肿瘤细胞的体积较大,可达到正常淋巴细胞的 2 倍以上。在细胞学上,这种肿瘤细胞的直径一般在 12 μm 以上。体积大或直径大,往往暗示肿瘤细胞内的遗传物质和细胞成分处于伸展状态,表明细胞活跃且增殖迅速,在免疫组化检查中,增殖指数 Ki67 往往是偏高的(通常 > 50%),临床上,这种淋巴瘤因此被称为"侵袭性"淋巴瘤,与另一类小 B 细胞淋巴瘤形成对比,后者的肿瘤细胞通常体积小,多数是惰性的,增殖慢。

(3)"弥漫":是指在肿瘤组织中(在显微镜下),肿瘤细胞是弥漫的、成片生长的,这与其他几种淋巴瘤(如滤泡性淋巴瘤、边缘区淋巴瘤、套细胞淋巴瘤等)有所不同,它们常常局限在淋巴结的不同区域增殖(当然也有弥漫生长的),也与各种细胞成分混杂的 NK 细胞淋巴瘤以及霍奇金淋巴瘤有所不同。

因此,弥漫大 B 细胞淋巴瘤的命名是基于其细胞来源和细胞形态特征的。当然,同样的形态也可能见于其他类型的淋巴瘤,需要鉴别。另外,弥漫大 B 细胞淋巴瘤本身也是"大杂烩",包含很多特殊类型以及具有不同生物学特点的亚型。因此,临床上对其分类越来越细。目前,仅仅诊断为弥漫大 B 细胞淋巴瘤是不够的,还要进一步精细诊断。

2.4.2 弥漫大B细胞淋巴瘤有哪些临床表现

弥漫大B细胞淋巴瘤的临床表现与其他多数淋巴瘤类似,可以分为局部症状和全身症状。

1.局部症状

(1)多数淋巴瘤发生在淋巴结,表现为淋巴结肿大。这种肿大是进行性的,也就是越长越大,一般不会自行消退,摸起来比较硬,且多数不会疼痛。淋巴结分布全身,所以肿大的淋巴结可能出现在全身的任何部位,但主要集中在淋巴结聚集区,如颈部、腋窝、腹股沟、纵隔、腹腔等。位于身体表浅的肿大淋巴结,我们可以触摸到;而位于身体深部的肿大淋巴结,往往在体积较大或引起不适症状后才能被发现,也可能在查体时偶然被发现。

(2)结外侵犯肿大:淋巴细胞不仅存在于淋巴结,也存在于全身各处,如胃肠道、消化道黏膜下等。因此,几乎全身各处均可以发生淋巴瘤,如胃肠道、肺、生殖系统、颅脑内等。这些地方如果发生淋巴瘤,不仅会出现肿块,还会影响相应脏器的功能,导致相关症状,如腹痛腹胀、咳嗽憋气等,与肿瘤发生部位有关。

2.全身症状

全身症状,又称"系统症状",与肿瘤发生部位无关。肿瘤通过各种复杂的机制,可导致发热、盗汗(夜间出汗)、乏力、体重下降等。因此,当身体出现这些相关症状时,我们也要考虑淋巴瘤的可能,并及时进行检查与诊断。

2.4.3　弥漫大 B 细胞淋巴瘤有哪些特点

与其他淋巴瘤相比,弥漫大 B 细胞淋巴瘤有以下特点。

(1)异质性:尽管同被诊断为弥漫大 B 细胞淋巴瘤,但不同患者之间在发病机制、临床症状、治疗效果上可能存在差异,这正是我们对弥漫大 B 细胞淋巴瘤进行精确分型和精确诊断的原因,旨在为后续治疗提供更准确的指导。

(2)侵袭性:弥漫大 B 细胞淋巴瘤增殖迅速,可在较短时间内侵犯、影响正常脏器,需要及时治疗。

(3)治愈性:多数弥漫大 B 细胞淋巴瘤经过系统治疗是可以治愈的。因此,即使其侵袭性较强,我们也要树立信心,争取彻底治愈。

2.4.4　如何诊断弥漫大 B 细胞淋巴瘤

弥漫大 B 细胞淋巴瘤的诊断与其他淋巴瘤的诊断类似,主要依靠病理检查,结合免疫组化检查,有时需要辅以分子生物学和遗传学检查。确诊以后,还要精确分型、临床分期以及判断由多个指标组成的预后指数,这样做的最终目的是判断治愈可能性有多大,需不需要进行特殊治疗等。为了明确诊断并获取这些指标,不仅要进行活检和血液检查,还要进行影像学检查(如 CT、PET/CT、B 超等)及骨髓穿刺检查等。

2.4.5 如何治疗弥漫大B细胞淋巴瘤

前面讲过,弥漫大B细胞淋巴瘤是完全有可能治愈的。其治疗方法越来越多,包括传统的化疗与自体造血干细胞移植、靶向治疗、免疫治疗,以及最近兴起的细胞治疗等。放疗和手术治疗在某些情况下也可以应用。

(1)化疗:化疗是治疗弥漫大B细胞淋巴瘤的传统方法,应用几种药物联合组成的化疗方案(如常用的CHOP方案等),可以使40%左右的患者实现完全治愈。目前虽然有很多新方法,但化疗仍是弥漫大B细胞淋巴瘤治疗的基础,其他不含有化疗的方案还不能替代或超越含有化疗的方案。当然,化疗联合新药,是目前的标准治疗方案。

(2)自体造血干细胞移植:化疗的效果通常和化疗药物的应用剂量相关。化疗药物的剂量如果太大,会影响正常脏器功能,尤其是造血功能。因此,造血干细胞支持下的大剂量化疗(常称为自体造血干细胞移植)就成了高危和复发难治性弥漫大B细胞淋巴瘤的治疗手段之一。自体造血干细胞移植仅适用于对化疗敏感的淋巴瘤患者,如果化疗完全无效,自体造血干细胞移植(结合大剂量化疗)的治疗效果通常也不会理想。

(3)靶向治疗:针对肿瘤细胞表面或细胞内存在某些标记或特征进行治疗的方法,我们称之为靶向治疗。目前,靶向治疗分为基于抗体的靶向治疗和影响信号传导通路的小分子靶向治疗。

①抗体治疗:尤其是CD20单抗利妥昔单抗(R)的应用,

为弥漫大 B 细胞淋巴瘤的治疗带来革命性变化,联合 CHOP 组成的 R-CHOP 方案,成为过去 20 年来的标准治疗方案。最近,新的抗体越来越多,包括新靶点的抗体、在抗体上联合化疗药物以及双特异性抗体等。可以预计,未来 3 ~ 5 年,这些药物必将改变弥漫大 B 细胞淋巴瘤的治疗格局,使其治愈率进一步提高。

②小分子靶向治疗:在弥漫大 B 细胞淋巴瘤的治疗中也有所应用,但总体治疗效果还不甚理想,主要用于治疗特殊类型的淋巴瘤,与化疗和抗体治疗联合使用。

(4)免疫治疗:如免疫调节药物来那度胺、免疫检查点抑制剂等,在弥漫大 B 细胞淋巴瘤的治疗中有一定价值和应用。

(5)细胞治疗:近年来,堪称革命性进展就是针对肿瘤细胞表面分子 CD19 的 CAR-T。即使对于应用过两种以上治疗(包括化疗等)无效或复发的患者,应用 CAR-T 仍有一半以上有效,目前来看大约 1/3 的患者可获得长期生存。在首次复发时使用 CAR-T,其有效率会更高。目前,除了 CD19,针对其他靶点如 CD20、CD22 的 CAR-T 也在开发中,未来将会是改变治疗格局的关键疗法。

(6)手术治疗:主要用于活检以进行病理诊断,或在某些情况下进行病灶切除或组织修复,如出现肠梗阻、肠套叠、出血时,可进行手术治疗。

(7)放疗:在弥漫大 B 细胞淋巴瘤治疗中的价值相对较小。对于早期局限期疾病,可进行放疗,配合免疫化疗;对于治疗后残留的肿块,可进行放疗巩固。对于某些特殊类型的淋巴瘤,如原发中枢、原发睾丸、原发纵隔的大B细胞淋巴瘤,放疗的价值更大一些。联合放疗可提高治愈率,或减少化疗药物的应用。

(山东省肿瘤医院 邢立杰,李增军)

2.5 伯基特淋巴瘤的治疗

伯基特淋巴瘤(Burkitt lymphoma,BL)是一种罕见但具有高度侵袭性的淋巴系统疾病,属于非霍奇金淋巴瘤的中的一类,占成人非霍奇金淋巴瘤的1%~2%,分为地方性、散发性和免疫缺陷相关亚型。该病最初由外科医生丹尼斯·伯基特(Denis Burkitt)于1958年在非洲发现,因此得名。伯基特淋巴瘤主要侵犯淋巴组织(如淋巴结、扁桃体、脾脏等),也常浸润骨髓,且其生长速度极快。虽然伯基特淋巴瘤在全球范围内属于罕见疾病,但在免疫系统受损的患者中,如人类免疫缺陷病毒(human immunodeficiency virus,HIV)感染者,其发病率却显著上升。在非洲地区,特别是赤道以南的非洲国家,该病的发病率相对较高,尤其在儿童中更为常见。

2.5.1 伯基特淋巴瘤的发病原因有哪些

1.淋巴系统异常增生

伯基特淋巴瘤起源于淋巴系统中的B细胞,这些细胞在正常情况下是身体抵抗感染的一部分,就像是身体里的一支防御部队。但在伯基特淋巴瘤中,这些B细胞出现异常增生,并快速增殖,最终形成恶性肿瘤。

2.病毒感染

一些研究表明,某些病毒可能与伯基特淋巴瘤的发病有关。例如,EB病毒(Epstein-Barr virus,EBV)是一种普遍存在于人体中的病毒,尤其在非洲儿童群体中,EBV感染与伯基特淋巴瘤的发病有密切关联。

3.免疫抑制

免疫系统的功能异常可能增加伯基特淋巴瘤的发生风险。例如,HIV感染或进行器官移植后的患者,由于免疫系统被抑制,其身体对伯基特淋巴瘤等疾病的防御能力降低。

4.遗传因素

虽然罕见,但一些研究表明,遗传因素可能在伯基特淋巴瘤的发病过程中起一定作用。特定基因(如MYC等)的易位,可能会增加发病风险。

以上只是目前的一些假设和观察结果,科学家们仍在继续深入研究,希望能够更全面地了解伯基特淋巴瘤的发病机制,为预防和治疗提供新的线索。

2.5.2　伯基特淋巴瘤有哪些临床表现

1.好发年龄

伯基特淋巴瘤主要发生在儿童和青少年中,特别是在5~15岁的年龄段,但成年人也可能罹患。

2.好发部位

伯基特淋巴瘤最常见的发病部位是颅骨、面颈部以及腹腔。

3.生长速度和侵袭性

伯基特淋巴瘤生长迅速,通常表现为肿块在几天或几周内迅速增大。该病具有高度侵袭性,常侵犯多个器官,如淋巴结、脾脏、骨髓、中枢神经系统等。

4.症状

患者可能会出现发热、贫血、乏力、体重下降以及淋巴结肿大等症状,如图2.4所示。腹腔型伯基特淋巴瘤较为特殊,还可能导致腹部出现肿块和腹痛。

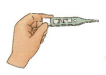

无故体温＞38.0℃,
≥2周　　严重疲乏　　无故体重下降
≥10%　　无故夜间盗汗
＞1个月

图2.4　伯基特淋巴瘤的症状

5.分子遗传学特点

伯基特淋巴瘤的分子遗传学特点与其他类型的淋巴瘤相比具有独特性。最重要的分子遗传学特点是与c-MYC的染色体易位有关,通常是t(8;14)染色体易位,见于70%~80%的病例。这种易位可使c-MYC的调控被异常激活,从而促进细胞的快速生长和分裂。这是伯基特淋巴瘤与其他淋巴瘤的一个重要区别,因为c-MYC的活化与肿瘤的快速生长和高度侵袭性有关。此外,还有部分患者可能发生t(2;8)染色体易位(15%)、t(8;22)染色体易位(5%)。这些不同的易位可能会在某些情况下影响c-MYC的激活方式。

2.5.3　伯基特淋巴瘤的诊断和治疗

诊断伯基特淋巴瘤最可靠的方法是进行病理组织活检。医生会从淋巴结或其他疑似受累的组织中取样,活检标本以单形性、中等大小的B细胞为特征,核呈圆形,核仁明显,存在大量的有丝分裂象。细胞质呈嗜碱性,常含有脂质空泡。其增殖率近100%,标本中吞噬凋亡细胞核碎片的大量良性巨噬细胞可能形成"星空"现象。肿瘤细胞表现出成熟生发中心B细胞的免疫表型;膜IgM强表达,轻链限制性表达;CD19、CD20、CD79a、PAX5、CD10和BCL6通常呈阳性;CD5、BCL2和TdT通常呈阴性。BCL2强表达并不常见,其表达水平可用于区分伯基特淋巴瘤和其他高级别的B细胞淋巴瘤。

是否得到病理诊断就可以开始治疗了? 并不是。我们还

图2.5 伯基特淋巴瘤的诊断与分期

需要通过如胸、腹、盆腔CT检查或全身PET/CT检查等了解疾病分期,如图2.5所示。此外,还需要进行骨髓穿刺以判断骨髓是否受累。疾病的分期有助于为患者制订适当的治疗方案,也有助于判断预后。相关研究表明:年龄≥40岁、体能状态≥2、乳酸脱氢酶水平≥正常范围上限的3倍、中枢受累是影响成人患者预后的独立危险因素。无任何危险因素的患者(18%)的3年总生存率为96%~98%,具有两个或多个危险因素的患者(46%)的3年总生存率仅为58%~64%。儿童和青少年的风险分层包括肿瘤负荷的程度、基线LDH水平、中枢神经系统受累情况。

伯基特淋巴瘤的治疗方案通常是综合性的,包括化疗、免疫治疗和支持性疗法。治疗方案需要综合考虑患者的年龄、疾病阶段、身体状况及其他因素来制订。

(1)化疗:伯基特淋巴瘤对联合化疗敏感。通常采用高剂量的多药联合化疗方案,如交替使用CODOX-M方案(环磷酰胺+长春新碱+多柔比星+甲氨蝶呤)与IVAC方案(异环磷酰胺+依托泊苷+阿糖胞苷)。化疗可以帮助减少肿瘤负荷和控制病情。但常规剂量的CHOP方案(环磷酰胺+多柔比星+长春新碱+泼尼松)往往疗效不佳。

（2）免疫治疗：免疫治疗在伯基特淋巴瘤的治疗中具有重要价值。利妥昔单抗应作为所有患者的标准治疗，一项随机研究显示，在HIV阴性的伯基特淋巴瘤成人患者中，于标准化疗方案基础上加用利妥昔单抗，可显著提高3年无事件生存率约15%。

（3）中枢神经系统预防治疗：由于伯基特淋巴瘤可能累及中枢神经系统，鞘内注射应作为高危患者预防中枢神经系统受累或活动期治疗的一部分。适合中枢神经系统受累患者的治疗方案仍不明确，这应成为未来临床试验关注的重点。

（4）支持性治疗：伯基特淋巴瘤的治疗可能会导致一系列不良反应，如恶心、呕吐、免疫抑制、脓毒症、肠穿孔、肿瘤溶解综合征等。因此，支持性治疗也很重要，包括控制症状、预防感染、管理营养等。

（5）造血干细胞移植：复发难治性伯基特淋巴瘤的预后极差，通常采用标准的挽救性化疗后桥接自体或同种异体干细胞移植，以获得更好的长期生存机会。

2.5.4　展望未来：新的研究和治疗进展

伯基特淋巴瘤的治疗一直在不断进步，新的研究不断涌现。许多临床试验致力于探索更有效的治疗策略，包括个性化靶向治疗和免疫疗法等。相信在未来，患者将有更多的选择和希望。

2.5.5　结语

伯基特淋巴瘤是一种复杂而罕见的淋巴系统疾病,通过科学诊断和个体化治疗,许多患者得以康复。患者、家属和医疗专家的共同努力,将有助于提高患者的生活质量,并在未来创造更美好的治疗前景。如果您或您身边的人正面临伯基特淋巴瘤这一挑战,请务必寻求专业的医疗建议和支持,以积极的态度面对它。

（福建医科大学附属第一医院　任金华,郑晓云）

2.6　慢性淋巴细胞白血病/小淋巴细胞淋巴瘤的治疗

2.6.1　什么是慢性淋巴细胞白血病

大家都俗称白血病为"血癌"。那么,慢性淋巴细胞白血病(chronic lymphocytic leukemia,CLL)是一种什么样的血癌呢？它与急性淋巴细胞白血病(acute lymphoblastic leukemia,ALL)有什么不一样呢？

CLL表现为大量成熟的小B细胞(肿瘤细胞)在外周血、骨髓、脾脏和淋巴结聚集(图2.6),这些肿瘤细胞成熟稳重,活力不够,增殖缓慢;而ALL的肿瘤细胞原始幼稚,具有活力,增殖迅速。因此,CLL是一种恶性程度较低的血癌,是惰性肿瘤;

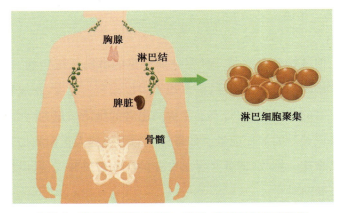

图2.6 淋巴细胞在外周血、骨髓、脾脏和淋巴结聚集

而ALL是一种恶性程度很高的血癌，是侵袭性肿瘤。

2.6.2 慢性淋巴细胞白血病有哪些临床表现

CLL是一种惰性肿瘤。何为惰性？意思就是肿瘤发展非常缓慢。CLL从开始诊断到出现症状往往需要很长的时间，绝大多数患者在确诊时无明显症状，通常经体检偶然发现。CLL从出现症状到症状严重，乃至影响日常的工作、生活，需要很长的时间。该病的发展有时长达数年甚至数十年之久，因此，这是一种相对"友好"的肿瘤，但我们也不能掉以轻心，毕竟CLL是一种肿瘤，肿瘤都是会往前进展的，当身体出现相关症状时，我们还是要予以重视。那么，CLL到底有哪些临床表现呢？

CLL的早期症状多为容易疲劳、全身乏力等不适，或体检发现不明原因的淋巴细胞数量增多,或出现无痛性淋巴结肿大,随着病情发展会出现消瘦、发热、盗汗等症状。CLL的本质是大量成熟的小B细胞(肿瘤细胞)在外周血、骨髓、脾脏和淋巴结聚集,时间久了也会造成相应器官功能的损害,引起免疫缺陷。免疫功能是我们抵御外界侵袭的"保护伞",当出现免疫缺陷时,如同这把"保护伞"出现了漏洞或破损,使我们很容易遭受外界病原菌的攻击,变得像刚出生的婴儿一样脆弱,容易感染疾病。

随着这些肿瘤细胞在骨髓日积月累地聚集,晚期骨髓造血功能受损,会引发红细胞和血小板减少,导致头昏、乏力、皮下出血等症状,严重时还会因血小板降低引起呕血、尿血、便血、颅内出血等危及生命的情况。

这些肿瘤细胞若在淋巴结和脾脏聚集,则会引起相应部位淋巴结及脾脏的增大。有时,多个肿大淋巴结融合在一起形成一个巨大的固定包块,可以引起周围的组织压迫、变形甚至堵塞。脾大早期可能表现为腹部饱胀等不适,有时会出现脾功能亢进,进而出现因贫血和血小板减少引起的相应症状。

此外,少数CLL还可能导致小便颜色加深,严重者的小便可能呈茶叶水样或酱油色样,这是自身免疫性溶血性贫血的相关症状。

2.6.3 如何诊断慢性淋巴细胞白血病

这些无症状或有症状的CLL患者是怎样被诊断出来的

呢？CLL的诊断需要符合以下3条标准：

（1）外周血单克隆B细胞计数≥$5×10^9$/L，且持续超过3个月。

（2）外周血涂片特征性地表现为小的、形态成熟的淋巴细胞数量显著增多，其细胞质少、核致密、核仁不明显、染色质部分聚集，并易见涂抹细胞，外周血淋巴细胞中不典型淋巴细胞及幼稚淋巴细胞≤55%。

（3）外周血典型的流式细胞术免疫表型为CD19[+]、CD5[+]、CD23[+]、CD200[+]、CD10[-]、FMC7[-]、CD43[+]，表面免疫球蛋白（sIg）、CD20、CD22及CD79b的表达水平低于正常B细胞（dim）。

由此可见，绝大多数患者只需要通过外周血检查就可以诊断CLL，只有少数患者需要通过骨髓检查才能诊断CLL。那么，哪些患者需要通过骨髓检查诊断CLL呢？外周血淋巴细胞计数没有达到诊断标准的患者，以及CLL细胞（肿瘤细胞）在骨髓堆积引起外周血红细胞、血小板数量降低或淋巴结肿大的患者，需要通过骨髓检查来确定CLL的诊断。当出现外周血淋巴细胞数量增多时，不必过于恐慌，因为引起外周血淋巴细胞数量增多的原因有很多，例如，病毒感染引起的传染性单核细胞增多症同样表现为外周血淋巴细胞数量增多。

达到CLL诊断标准后，还需要完善一些检查进行临床分期。CLL分期有两个临床分期系统（表2.3），一个是Binet分期，分为A期、B期和C期；另一个是Rai分期，分为0期、Ⅰ期、Ⅱ期、Ⅲ期和Ⅳ期。这两个分期系统主要是依据外周血

表2.3 慢性淋巴细胞白血病的临床分期系统

分期		定义
Binet 分期	A期	MBC≥5×10⁹/L, Hb≥100g/L, PLT≥100×10⁹/L, <3个淋巴区域受累
	B期	MBC≥5×10⁹/L, Hb≥100g/L, PLT≥100×10⁹/L, ≥3个淋巴区域受累
	C期	MBC≥5×10⁹/L, Hb<100g/L和(或)PLT<100×10⁹/L
Rai 分期	0期	仅MBC≥5×10⁹/L
	I期	MBC≥5×10⁹/L+淋巴结肿大
	II期	MBC≥5×10⁹/L+肝和(或)脾肿大±淋巴结肿大
	III期	MBC≥5×10⁹/L+Hb<110g/L±淋巴结/肝/脾肿大
	IV期	MBC≥5×10⁹/L+PLT<100×10⁹/L±淋巴结/肝/脾肿大

注:淋巴区域包括颈部、腋下、腹股沟(单侧或双侧均计为1个区域)、肝和脾。
MBC是指单克隆B细胞计数,Hb是指血红蛋白计数,PLT是指血小板计数。免疫性血细胞减少不作为分期的标准。

淋巴细胞、血红蛋白、血小板的数量以及肝、脾、淋巴结的肿大情况来进行,能一定程度地预示患者的预后及生存期。但对于诊断时处于疾病早期的大多数患者而言,上述分期系统不能预测疾病是否进展及进展的速度,因此这类患者还需要进行遗传学、分子生物学标志等检查,包括FISH检测del(13q)、+12、del(11q)、del(17p)等染色体异常,以及免疫球蛋白重链可变区(immunoglobulin heavy chain variable region, IGHV)突变状态、TP53突变状态的评估等。目前国际、国内均推荐运用CLL国际预后指数(CLL-IPI)进行综合预后评估(表2.4)。

表2.4　慢性淋巴细胞白血病的国际预后指数(CLL-IPI)

参数	不良预后因素	积分	CLL-IPI积分	危险分层	5年生存率
TP53	缺失或突变	4	0~1	低危	93.2%
IGHV	无突变	2	2~3	中危	79.4%
β_2-微球蛋白	>3.5 mg/L	2	4~6	高危	63.6%
临床分期	Rai Ⅰ—Ⅳ期或 Binet B—C期	1	7~10	极高危	23.3%
年龄	>65岁	1	—	—	—

2.6.4　慢性淋巴细胞白血病都需要治疗吗

前面已经提到CLL是一种惰性肿瘤,发展非常缓慢。那么,一旦被诊断,所有患者都需要立即启动治疗吗?所有被诊断为高危的患者都需要立即启动治疗吗?答案非常明确。对于大多数早期患者,即便是被诊断为高危的患者,也通常不需要立即启动治疗。原因在于,对于这类早期患者,任何治疗都不能带来益处,反而会导致治疗相关的不良反应。据统计,约有1/3的患者终身都不需要治疗,约有1/3的患者在病情进展时才需要治疗。当然,不治疗并不意味着完全放任不管,而是需要在医生的指导下定期(每2~6个月)随访外周血淋巴细胞数量的变化,随访血红蛋白、血小板数量的变化,随访肝脾淋巴结大小的变化,随访有无盗汗、消瘦等相关症状。

在定期随访中,若发现相关指标有所变化,也不要过于紧张、焦虑,因为单纯的淋巴细胞数量或白细胞数量的增加、淋巴结的轻度增大、脾脏的轻度增大同样不需要进行治疗。那么,什么情况下才是启动治疗的时机呢?当CLL疾病进展速度加快,出现以下现象时,就需要进行治疗:

(1)骨髓衰竭,表现为血红蛋白或血小板数量进行性减少。

(2)巨脾或巨块型淋巴结肿大。

(3)淋巴细胞数量进行性增多。

(4)肿瘤细胞浸润器官造成其功能损害。

(5)肿瘤消耗综合征。

(6)CLL并发症引起生活质量降低甚至威胁生命。

2.6.5　如何治疗慢性淋巴细胞白血病

当达到治疗指征时,医生会首先对患者的年龄、身体状态、检查结果等进行综合评估,根据评估结果来选择合适的治疗方式。CLL的治疗方式包括化疗、免疫化疗、靶向药物治疗、造血干细胞移植、新药试验研究等(图2.7)。

  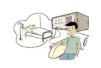

化疗
像空军轰炸机,打击生长快速的肿瘤细胞

靶向药物治疗
像精准的狙击手,定向打击肿瘤细胞,如CD20单抗、BTK抑制剂等

造血干细胞移植
目前唯一有治愈希望的疗法,但仅适合少数患者

新药临床试验
参与新药临床试验

图2.7　慢性淋巴细胞白血病的治疗方式

传统的化疗药物包括苯丁酸氮芥、氟达拉滨、环磷酰胺、苯达莫司汀等。在传统的化疗药物基础上加用针对成熟B细胞的CD20单抗的免疫化疗方案（如FCR、BR等），能够为年轻（＜65岁）且不伴有del（17p）/TP53突变的患者带来生存获益，但需要警惕免疫化疗带来的血液学毒性、感染、出血等的风险。

随着医学的发展，CLL已经进入了靶向药物治疗的新时代。顾名思义，靶向药物能精准打击肿瘤细胞，抑制肿瘤细胞的增殖、生长，具有高效、低毒的特点。可以用于CLL治疗的靶向药物非常多，包括BTK抑制剂（如伊布替尼、泽布替尼、奥布替尼、阿卡替尼等）、BCL-2抑制剂（如维奈克拉等）、PI3K抑制剂（如林普利赛、杜维利赛等）。其中，BTK抑制剂是开启CLL靶向药物治疗新时代的"先驱"，目前已经被广泛用于临床。相较于传统的化疗或免疫化疗，BTK抑制剂极大地改善了患者的预后，为患者带来了长期获益。国内BCL-2抑制剂、PI3K抑制剂在CLL治疗中的普及程度不高。

虽然靶向药物为CLL患者带来了很好的疗效，但是仍有少数患者病情进展迅速，治疗效果不理想。对于复发难治、病情进展迅速、出现组织学转化或进展的CLL患者，还有造血干细胞移植、CAR-T、新药临床试验等多种治疗方式可供选择，不过仍需要继续关注这些治疗方式的实际疗效。

总之，CLL的治疗方式有很多。被诊断为CLL的患者不必过于悲观，医生会根据每位患者的具体病情制订个体化治疗方案，实现"量体裁衣"。

靶向药物治疗需要持续治疗,因此在长期治疗过程中,患者需要定期(1~3个月)随访,包括血细胞计数,肝、脾、淋巴结触诊检查及靶向药物相关不良反应监测等。此外,患者需要做好日常居家护理,提高自身免疫力,降低治疗药物可能带来的副作用发生风险(图2.8)。

按时服药和复诊　注意个人卫生,减少感染风险　保持良好的饮食习惯,促进身体尽快康复　适当运动,恢复身体机能　保持乐观的心态

图2.8　慢性淋巴细胞白血病的日常注意事项

(重庆医科大学附属第一医院　彭印印,唐晓琼)

2.7　边缘区淋巴瘤的治疗

边缘区淋巴瘤(marginal zone lymphoma,MZL)是一组起源于淋巴滤泡边缘区的惰性B细胞非霍奇金淋巴瘤,发病率仅次于弥漫大B细胞淋巴瘤和滤泡性淋巴瘤,约占所有非霍奇金淋巴瘤的10%。MZL多见于中老年群体,其发病往往与一些病原微生物的感染、炎症细胞的慢性刺激或自身的免疫因素密切相关,疾病进程相对缓慢,生存情况较好,但不同亚型在临床表现、疾病预后和治疗方面存在一定差异,这就需要我们对该病有正确的认识和规范的治疗。

2.7.1　边缘区淋巴瘤的分类有哪些

WHO第5版造血与淋巴组织肿瘤分类将MZL分为黏膜相关淋巴组织（mucosal-associated lymphoid tissue，MALT）结外边缘区淋巴瘤（MALT淋巴瘤）、结内边缘区淋巴瘤（nodal marginal zone lymphoma，NMZL）、原发性皮肤边缘区淋巴瘤（primary cutaneous marginal zone lymphoma，PCMZL）和儿童型结内边缘区淋巴瘤（paediatric nodal marginal zone lymphoma，PNMZL）。过去通常将MZL分为MALT淋巴瘤、NMZL和脾边缘区淋巴瘤（splenic marginal zone lymphoma，SMZL），WHO第5版造血与淋巴组织肿瘤分类将SMZL归类至脾B细胞淋巴瘤/白血病。

MALT淋巴瘤是MZL中最为常见的类型，胃是最常见的发病部位，其次是眼附件、肺和唾液腺等。NMZL原发于淋巴结成熟B细胞，主要侵犯局部或全身的淋巴结，导致淋巴结肿大，有可能会跑到骨髓和外周血"造反"，一般不会"霸占"脾脏和其他组织器官。PCMZL具有独特的临床病理特征，区别于其他结外MZL而作为独立的疾病类型，预后极好。PNMZL作为一种新的亚型被列出，其典型特点为无症状的颈部淋巴结局限性病变，预后相对低危。SMZL通常有脾脏增大和（或）脾门淋巴结受累，导致血液中的血细胞减少，而且肿瘤细胞可能会侵犯骨髓及外周血，但一般不会跑到其他淋巴结"肆意妄为"。

2.7.2 边缘区淋巴瘤有哪些临床表现

MZL的临床表现多种多样,可呈现为局限性症状和散播性症状。根据受累部位和浸润情况的不同,其临床表现差异显著。原发性胃MALT淋巴瘤的发病与幽门螺杆菌(*Helicobacter pylori*,Hp)感染密不可分,表现为消化不良、返酸、腹痛(图2.9),部分严重者会出现胃肠道穿孔或出血,胃镜下可见胃黏膜红斑、糜烂和溃疡等;眼附属器MALT淋巴瘤表现为眼部发红和肿块生长缓慢。唾液腺和甲状腺MZL表现为无痛性局部腺体肿胀;肺MZL通常无症状,可在影像学检查中偶然发现肺结节。大部分NMZL表现为无痛性多发淋巴结肿大,主要位于颈部、腹腔淋巴结,可累及骨髓和外周血。PCMZL多位于躯干或手臂,表现为多灶性或孤立性(较少见)红色或紫红色皮肤丘疹、斑块或结节。SMZL表现为脾大,巨脾和贫血可为首发症状,可伴有自身免疫性血小板减少。

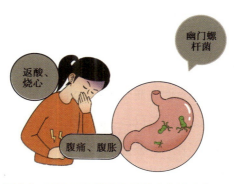

图2.9 胃MALT淋巴瘤的发病与临床表现

2.7.3 如何诊断边缘区淋巴瘤

对于淋巴瘤,病理检查是其诊断的"金标准"。MZL具有重叠的组织学与免疫表型特征,肿瘤细胞是小至中等大小,通常 CD5 和 CD10 呈阴性。其病理形态可表现为多种模式,边缘区和淋巴结滤泡间区被边缘区(中心细胞样)细胞、单核样细胞或小淋巴细胞浸润,其间散在中心母细胞和免疫母细胞样细胞,部分可见到浆细胞分化,也可见到滤泡植入。所有的病理样本常规进行免疫组化染色。MZL 的典型免疫表型是 $CD5^-$、$CD10^-$、$CD21^{-/+}$、$CD20^+$、$CD23^{-/+}$、$CD43^{-/+}$、$cyclinD1^-$ 和 $MNDA^{+/-}$,伴有显著浆细胞样分化的病例有 κ/λ 限制性表达,胃肠道 MALT 淋巴瘤需要进行 Hp 染色。MZL 的诊断主要依赖于对病灶的组织病理检查,当然也要结合临床表现、体格检查、影像学检查、腔镜检查、生化检查以及外周血、骨髓检查进行综合分析和判断。

2.7.4 边缘区淋巴瘤治疗前做哪些检查

MZL 的分期与治疗方案的选择有关,通常选择 Lugano 淋巴瘤分期标准,原发性胃肠道 MALT 淋巴瘤可参照胃肠道淋巴瘤的 Lugano 改良分期标准。那么为了辅助疾病分期,MZL 患者在治疗前需要做哪些检查呢?

除了常规的血液和生化检查、全身增强 CT 检查,胃 MALT 淋巴瘤患者还需要常规做胃镜检查以及病灶部位的活检,以明确病理和 Hp 结果,有条件者可做超声胃镜检查,有助于评价淋巴瘤浸润胃壁的深度以便能够更准确地分期。结外 MZL 患者如果出现血细胞计数异常,或计划进行局部治疗,则建议进行骨髓检查。对于怀疑有眼及附属器受累的患者,应进行全面的眼科检查,包括裂隙灯、眼底等检查。NMZL 或 SMZL 患者需要进行骨髓穿刺和活检以明确分期,还可考虑进行全身 PET/CT 检查。部分 MALT 淋巴瘤患者会出现 t(11;18)染色体易位,FISH 检测相关易位可有助于判断预后和指导治疗。MZL 是 B 细胞淋巴瘤,涉及靶向 B 细胞治疗,HBV 检测是常规检查项目。此外,HCV 检测也有助于部分 MZL 的诊断,并且还可能作为抗感染治疗靶点。

2.7.5　如何选择边缘区淋巴瘤的初始治疗

　　MZL 的治疗方案多样,包括抗感染、放疗、化疗、手术切除病灶、靶向治疗等,需要根据患者的临床表现、病理学特征、原发部位、疾病分期选择合适的方案。对于局限期的 MZL,总体治疗原则以局部治疗为主;对于进展期的 MZL,则需要先判断是观察等待还是启动治疗,初始治疗以免疫化疗为主。

　　抗 Hp 治疗是局限期胃 MALT 淋巴瘤的标准疗法,局部放疗是 Hp 阴性和抗 Hp 失败后的常用手段。对于进展期胃 MALT 淋巴瘤患者,如果 Hp 阳性,应先接受抗 Hp 治疗并观察病情变化,直至症状进展后再进行免疫化学治疗。对于局限期非胃部 MALT 淋巴瘤和 NMZL,可以采用放疗;对于部分不适合放疗的患者,可以考虑采用抗CD20单抗单药治疗。

对于合并慢性HCV感染的MZL患者,即使无症状且不需要立即治疗,也应进行抗病毒治疗。对于HCV阴性的SMZL患者,若其存在因脾肿大导致的血小板减少或不适,抗CD20单抗单药治疗为首选治疗方案,脾切除术可作为挽救治疗方案。

对于进展期其他MZL,如存在B症状、血细胞减少、大包块或肿瘤快速进展等情况,常采用抗CD20单抗联合化疗方案治疗,若患者不符合治疗指征,建议进行定期随访监测。

2.7.6 如何治疗复发边缘区淋巴瘤

MZL属于惰性淋巴瘤,总体预后较好,但目前仍然无法治愈,存在复发的可能。复发MZL的治疗需要高度个体化,并受多种因素影响。首先要看疾病缓解持续的时间,如果是治疗后很短时间内就复发,要特别警惕其向侵袭性弥漫大B细胞淋巴瘤转化的风险,此时,有条件者应尽可能重新进行病理活检,以明确有无转化。如果是治疗2年及以上后复发的患者,可沿用原来的方案,也可换用其他化疗组合联合抗CD20单抗的方案。此外,BTK抑制剂、PI3K抑制剂等多种新型靶向治疗药物为复发MZL患者提供了新的治疗机会,有助于进一步改善患者的预后,并提升其生活质量。

(山东大学齐鲁医院 叶静静)

2.8 滤泡性淋巴瘤的治疗

滤泡性淋巴瘤（follicular lymphoma，FL）是临床常见的惰性B细胞淋巴瘤，起源于滤泡生发中心B细胞。我国滤泡性淋巴瘤中位发病年龄为49～53岁，略低于西方国家，男性和女性发病率大致相当。虽然滤泡性淋巴瘤是惰性淋巴瘤，新诊断患者的中位生存期可超过10年，但绝大多数病例不可治愈，且部分患者有早期复发及进展的风险，这部分患者预后比较差。24%～64%的患者在疾病进程中会发生组织学转化，转变为侵袭性淋巴瘤，一旦发生这种转化，疾病进展将加速，患者的生存期会明显缩短。下面我们就来揭开滤泡性淋巴瘤的神秘面纱。

2.8.1 滤泡性淋巴瘤有哪些临床表现

滤泡性淋巴瘤的临床表现具有多样性，其中以无痛性淋巴结肿大最为常见，最常累及颈部淋巴结，其次为腹股沟和腋下淋巴结，也可累及韦氏环、脾脏、骨髓、皮肤、软组织和胃肠道等。少数病例原发于结外器官，包括皮肤、胃肠道（特别是十二指肠）、眼睛附属器官、乳腺和睾丸。由于该病的起病过程具有隐匿性，患者在确诊时一般已存在广泛的病变。约50%的患者在初诊时可有骨髓受累，70%~80%的患者在确诊时已处于疾病晚期，约30%的患者可在15年内发展为更具侵袭性的淋巴瘤，其中90%会转化为弥漫大B细胞淋巴瘤。

2.8.2 如何诊断滤泡性淋巴瘤

在排除其他可能引起淋巴结肿大的原因后,滤泡性淋巴瘤临床诊断的"金标准"即为病理检查。在进行病理检查时,显微镜下淋巴结的结构、淋巴细胞的类型和形态是最主要的诊断依据。鉴于淋巴结形态的多样性,细针穿刺或淋巴结过小的切片标本对病理检查来说是一大挑战,有时甚至无法分辨病变究竟是恶性的还是良性的。因此,如果条件允许,优先推荐进行淋巴结/结外病灶的切除/切取活检,对于位于深部或腔道内的器官病变,空心针穿刺或经内镜活检也是可行的选择,但要确保有足量的标本组织。细针穿刺活检并不作为常规推荐。组织病理学检查包括形态学分析和免疫组化,必要时参考流式细胞术以及细胞遗传学检查结果。

滤泡性淋巴瘤在形态学上根据肿瘤结节内中心母细胞的数量,被分为1级、2级、3a级、3b级。1级含有最少的中心母细胞,3b级则完全由中心母细胞构成。肿瘤结节内中心母细胞越多,其侵袭性就越强,进展为弥漫大B细胞淋巴瘤的可能性也越大。滤泡性淋巴瘤的免疫表型以肿瘤细胞表达CD19、CD20、CD22、CD10、Bcl-6为特征。其中,CD10和Bcl-6被认为是滤泡性淋巴瘤的可靠标志。此外,t(14;18)易位和Bcl-2重排是滤泡性淋巴瘤的特征性遗传学改变,占到滤泡性淋巴瘤的70%~95%。

在诊断过程中,还有一些辅助检查手段能够协助我们进一步评估疾病的严重程度。全身PET/CT检查已成为滤泡性淋巴瘤临床诊疗中非常重要的影像学检查技术，它兼具精确解剖定位和代谢功能评估的双重优势，可一站式获取全身图像。一方面，这项技术使疾病的诊断与分期更加精确，并且与骨髓活检相结合，能进一步提升对骨髓受累情况的诊断准确性。另一方面，通过观察治疗中期病变组织葡萄糖代谢的下降程度，我们可以准确评估患者的预后情况。

2.8.3 滤泡性淋巴瘤一线治疗如何选择

滤泡性淋巴瘤一线治疗根据其分期不同而有所差异。尽管多数滤泡性淋巴瘤患者在确诊时已处于晚期，但仍有15%～30%的患者初诊时处于疾病早期（Ⅰ期和局限Ⅱ期），目前国内外专家认为这部分患者是有可能实现功能治愈的，因此明确诊断后即可启动治疗，采取的治疗方式以局部放疗为主；对于一些特殊部位（如眼眶等），考虑到放疗的相关副作用，推荐放疗剂量为4 Gy，分2次进行。远处复发是局限期患者接受受累部位放疗（involved site radiation therapy, ISRT）后失败的主要原因，因此，在治疗前建议进行PET/CT检查以精确分期。对于治疗前无条件进行PET/CT检查的患者，建议ISRT后给予利妥昔单抗治疗，每周1次，共4次。对于伴有高肿瘤负荷的患者，可联合抗CD20单抗等进行系统性全身治疗。

目前，进展期（Ⅲ—Ⅳ期）滤泡性淋巴瘤被认为是不可治愈的疾病,但由于滤泡性淋巴瘤属于惰性淋巴瘤,其自然病程较长,因此部分患者可以选择观察等待。如果患者没有以下治疗指征,可以考虑观察等待:

(1)有任何影响正常工作和生活的不适症状。

(2)终末器官功能受损。

(3)骨髓受累继发的血细胞减少。

(4)巨块型病变。

(5)病情快速进展。

超过20%的患者病情可能出现自行缓解,且国外研究也已证实,对于不具有治疗指征的患者启动治疗相较于观察等待,并不能延长其生存期,因此,对于无症状且非大肿块的患者,可推荐进行观察。若患者符合以上任一治疗指征,即可启动治疗。目前,一线治疗方案主要包括抗CD20单抗联合CHOP方案、苯达莫司汀和来那度胺等。

对于一线采用抗CD20单抗联合化疗后获得部分缓解及以上疗效的滤泡性淋巴瘤患者,采用奥妥珠单抗或利妥昔单抗进行单药维持治疗可显著改善其生存质量。建议每8周进行1次奥妥珠单抗(1000 mg)或利妥昔单抗(375 mg/m²)维持治疗,持续2年。

2.8.4 晚期滤泡性淋巴瘤不能治愈,是否意味着预后很差

有些患者一听到晚期滤泡性淋巴瘤无法治愈,就会很悲观,承受很大的心理负担。其实,这种担心是完全没有必要

的。现在的治疗手段不断更新,治疗新药不断涌现,滤泡性淋巴瘤的治疗效果正在持续提升。因此,我们现在开始追求功能性治愈,意味着患者能获得更长的生存期,并享有与同龄健康人群类似的生活质量。

2.8.5 复发滤泡性淋巴瘤的治疗选择

尽管滤泡性淋巴瘤患者一线治疗的效果通常较好,患者中位总体生存期可接近15年,但仍有部分患者会面临复发难治性挑战,患者的生存率也随着复发次数的增加而显著下降。特别是在一线治疗后24个月内出现疾病进展(POD24)或对多种药物耐药的患者,其预后相对较差。

复发患者的总体治疗原则在于延长无进展生存期,尽可能减轻治疗相关副作用,提高生活质量。复发时除需要评估分期、治疗指征及是否发生转化等疾病因素外,还需要评估体能状况、合并症及既往治疗效果等。

对于首次复发患者,建议采用与一线治疗方案非交叉耐药的药物,总体疗效还算不错。对于接受含抗CD20单抗一线治疗后复发的患者,在二线治疗获得缓解后序贯抗CD20单抗的维持治疗仍可获益。对于距离末次接受利妥昔单抗治疗6个月内出现疾病进展的患者,建议选择奥妥珠单抗维持治疗。

二次及以上复发患者治疗前仍需要重新进行评估,参考首次复发时的评估方法。治疗总原则如下:

(1)对于多次复发的患者,鼓励其优先参加临床试验。

(2)对于末次治疗方案疗效维持2年以上的患者,复发时仍可考虑采用原方案。

(3)对于难治或短期内进展的患者,优先考虑选择作用机制不同的药物,如CAR-T等。

(4)对于复发≥2次且复发间隔时间短或高FLIPI的患者,可考虑进行ASCT。

(5)对于ASCT后复发的年轻且有合适供者的患者,可考虑进行异基因造血干细胞移植。

近年来,随着对分子生物学和信号通路机制的深入研究,许多针对滤泡性淋巴瘤的新型免疫治疗及新型靶向药物应运而生,如PI3K抑制剂、CD3和CD20双特异性抗体、EZH2抑制剂及CAR-T等。新药临床试验也在各个医疗中心积极开展,为复发难治性滤泡性淋巴瘤患者提供了更多选择,带来了更多的希望。随着对疾病认知的不断深化和完善,未来复发难治性滤泡性淋巴瘤患者的疗效将会得到进一步提升。

（厦门大学附属第一医院　查洁）

2.9　T细胞非霍奇金淋巴瘤的治疗

T细胞非霍奇金淋巴瘤(T-cell non-Hodgkin lymphoma,T-NHL)是高异质性的恶性肿瘤,占所有淋巴瘤的15%～20%,根据其来源与细胞成熟情况,可分为侵袭性前体T细胞淋巴瘤和外周T细胞淋巴瘤(peripheral T-cell lymphoma,PTCL)。后者更多见,主要包括:外周T细胞淋巴瘤-非特指型(peripheral T-cell lymphoma,not otherwise specified,PTCL-NOS)、血管免疫母细胞性T细胞淋巴瘤(angioimmunoblastic T-cell lymphoma,AITL)、间变性大细胞淋巴瘤(anaplastic large cell lymphoma,ALCL)、NK/T细胞淋巴瘤(NK/T-cell lymphoma,NKTCL)、皮肤T细胞淋巴瘤(cutaneous T-cell lymphoma,CTCL)等。侵袭性前体T细胞淋巴瘤的治疗通常参照急性淋巴细胞白血病的治疗方案进行,因此我们在这儿主要和大家聊聊PTCL的治疗。目前,PTCL的总体缓解率(overall response rate,ORR)为50%～70%,5年总生存率(overall survival,OS)仅为25%～35%。鉴于这一现状,探索新型治疗方案以改善PTCL患者的整体预后显得尤为迫切。

2.9.1　传统放化疗方案

目前,蒽环类化疗方案仍是PTCL最常用的一线疗法,包括CHOP方案(环磷酰胺+多柔比星+长春新碱+泼尼松)、CHOEP方案(环磷酰胺+多柔比星+长春新碱+依托泊苷+泼尼松)、剂量调整的EPOCH方案(依托泊苷+泼尼松+长春新碱+环磷酰胺+阿霉素)。对于年龄≤60岁的患者,联合依托泊苷(VP16)的CHOEP方案可能会获得更好的疗效;对于年龄>60岁的患者,CHOP方案仍是标准治疗方案。然而,除间变性淋巴瘤激酶(anaplastic lymphoma kinase，ALK)阳性的ALCL外，蒽环类化疗方案在其他亚型中的治疗效果并不显著，尤其是NKTCL，该类型淋巴瘤对蒽环类药物存在天然耐药性。Ⅰ—Ⅱ期(原发鼻腔)：对于不适合化疗的患者，推荐采用单纯放疗或参加合适的临床试验；对于适合化疗的患者，推荐参加合适的临床试验或采用化放疗联合治疗。Ⅳ期(原发鼻腔)或Ⅰ—Ⅳ期(原发鼻腔外)：对于此类患者，推荐参加合适的临床试验或采用以门冬酰胺酶为主的联合方案化疗±放疗。

2.9.2 造血干细胞移植

PTCL一线治疗复发率高，二线治疗有效率低，因此，一般除了ALK阳性的ALCL，对于年轻、高危且不伴有严重并发症的PTCL患者，应尽可能选择大剂量化疗(high - dose chemotherapy，HDC)联合自体造血干细胞移植(autologous hematopoietic stem cell transplantation，auto-HSCT)；而对于复发或一线治疗失败的患者，也可能从auto-HSCT二线巩固中获益。另外，对于晚期NKTCL一线治疗达部分缓解以上的患者，建议一线行auto-HSCT巩固治疗。对于复发尤其是难治的PTCL患者，异基因造血干细胞移植(allogeneic hematopoietic stem cell transplantation，allo-HSCT)相较于auto-HSCT，虽然复发率低，但移植相关死亡率高，因此，在选择移植方式时，需要进行综合评估。

2.9.3 新药

1. 单克隆抗体

针对老年且伴有并发症、不能耐受化疗的患者，新型靶向药物单药及联合治疗方案为患者提供了更好的治疗选择。临床上常用于 PTCL 治疗的单抗主要有抗 CD30 单抗（维布妥昔单抗）、抗 CD52 单抗（阿仑单抗）和抗 CCR4 单抗（莫格利珠单抗）。美国食品药品监督管理局（Food and Drug Administration，FDA）已将维布妥昔单抗批准为 CD30 阳性的 PTCL 患者的一线治疗选择。

2. 表观遗传调控药物

近年来，研究发现与组蛋白脱乙酰酶（histone deacetylase，HDAC）相关的表观遗传调控机制在 PTCL 的发生与发展中起到重要作用。目前，组蛋白脱乙酰酶抑制剂（histone deacetylase inhibitor，HDACi），如伏立诺他、罗米地辛、贝利司他及西达本胺，已被广泛用于治疗 PTCL，改善了患者的预后，单药治疗 PTCL 的有效率约为 30%，中位疗效持续时间约为 1.5 年；HDACi 与其他药物的联合治疗方案也展现出了良好的疗效，但其长期疗效及可能引发的不良反应仍需要持续关注。

3. 信号通路抑制剂

小分子抑制剂如 PI3K 抑制剂，在 PTCL 的治疗中展现出了显著的临床疗效。例如，杜韦利西布（Duvelisib）能够同时抑制 PI3K-δ 和 PI3K-γ 的活性，其 ORR 达到 50% 以上。国内目前陆续有PI3K抑制剂上市，这些新药在PTCL的治疗中可能带来有益的探索。

4.免疫检查点抑制剂

NKTCL普遍存在EBV致病机制和PD-L1过度表达，因此，在NKTCL的治疗中，PD-1抑制剂联合其他化疗药物取得了较好的效果。目前，PD-1抑制剂联合PI3K抑制剂的无化疗方案研究正在进行中。

5.其他

普拉曲沙是一种抗叶酸药物，于2009年被美国FDA批准用于复发难治性PTCL的治疗。CAR-T在淋巴瘤治疗领域已获得很好的疗效。一项关于CD5 CAR-T治疗T细胞淋巴瘤的研究结果表明，在9例CD5$^+$的T细胞淋巴瘤患者中，有4例患者的病情得到缓解，其中3例达到CR状态。

目前，仍有多种新型药物正处于临床研究阶段，如法尼基转移酶抑制剂（Tipifarnib）、极光激酶A抑制剂（Alisertib）、嘌呤核苷磷酸化酶抑制剂（Forodesine）等，其临床疗效及可能引发的不良反应仍需要进一步探索。

（陆军军医大学第二附属医院　饶军，

重庆医科大学附属儿童医院　王冰）

2.10 复发难治性淋巴瘤的治疗

淋巴瘤患者在完成诱导治疗后，即使达到完全缓解的状态，也常常会问这样的问题（图2.10）："医生，我是不是彻底治好了，还会不会复发呀？""医生，我需要怎样预防复发呢？""医生，我如果复发，是不是就没办法了？"

完全缓解是指无临床症状，通过影像学检查（如CT检查和PET/CT检查等），"看不到"肿大的淋巴结或其他病灶，骨髓或外周血检查未发现肿瘤细胞。达到完全缓解只是临床意义上的初步成功，体内可能还残存有肿瘤细胞。因此，仍然有部分患者可能复发。

那么，如何预防复发呢？首先，患者在完成治疗后需要定期随访；对于易复发的淋巴瘤类型、分期较晚或高危的患者，需要进行维持治疗，维持治疗的选择有单抗、免疫调节

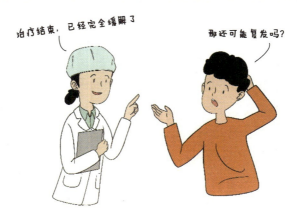

图2.10 完全缓解

剂、免疫检查点抑制剂、BTK抑制剂等。患者应放松心态，注意提高机体免疫力，多吃一些优质蛋白、新鲜水果和蔬菜，适当进行体育锻炼，降低病毒感染的风险，从而有效防止复发。

若患者出现疾病进展，首先，再次进行病理活检至关重要，此举旨在明确是否为淋巴瘤复发，并判断是否存在亚型转化的可能；其次，需要依据影像学检查及骨髓检查的结果，对患者的病情进行重新分期。复发后的治疗原则是选择与初诊时不同的化疗方案，取得缓解后可进行自体造血干细胞移植，新药的引入有望进一步提高疗效。

下面我们就复发难治性淋巴瘤的治疗一一道来。

（1）复发后，根据病理结果、患者的一般情况和既往方案选择合适的化疗药物，二线化疗和挽救性大剂量化疗方案主要以铂类或吉西他滨为基础。

（2）auto-HSCT和allo-HSCT：复发后一旦取得再次缓解，强烈建议进行auto-HSCT，新药时代auto-HSCT在复发难治性淋巴瘤的治疗中仍具有重要的作用。allo-HSCT与auto-HSCT相比，复发率更低，但可能导致移植物抗宿主病等相关并发症，移植相关死亡率较高，总体生存率并不优于auto-HSCT，且治疗费用相对高昂，因此allo-HSCT仅适用于部分淋巴瘤患者。

（3）抗体药物偶联物：可根据不同的淋巴瘤类型选择不同的ADC药物。例如，维布妥昔单抗（BV）靶向CD30，可用于复发的霍奇金淋巴瘤及CD30阳性的外周T细胞淋巴瘤；维泊妥珠单抗(Pola)靶向 CD79b,可用于复发难治性弥漫大 B 细胞淋巴瘤,尤其在老年虚弱和不耐受大剂量化疗的患者中疗效明显,因此 Pola-R-CHP 方案已获 2022 年 CSCO 淋巴瘤指南推荐。

(4)小分子抑制剂:BTK 抑制剂可用于具有高危遗传预后因素(如 TP53 阳性、双打击弥漫大 B 细胞淋巴瘤)的 B 细胞淋巴瘤患者。PI3K 抑制剂和 BCL-2 抑制剂在复发难治性滤泡性淋巴瘤及弥漫大 B 细胞淋巴瘤的治疗中也有应用。塞利尼索(Selinexor)是一种新型的核输出蛋白 XPO1 抑制剂,由于淋巴瘤高表达 XPO1,目前许多塞利尼索用于治疗复发难治性淋巴瘤的临床研究正在进行中。

(5)免疫疗法:主要是 PD-1 抑制剂。霍奇金淋巴瘤的 R-S 细胞和肿瘤相关巨噬细胞(tumor-associated macrophage,TAM)上的 PD-L1 表达率达到 85%,这使霍奇金淋巴瘤在所有肿瘤免疫治疗中对 PD-1 抑制剂的治疗反应最佳。

(6)CAR-T:对肿瘤更具杀伤力,靶向性更强,治疗效果也更持久,可用于治疗至少接受过二线治疗的复发或难治性 DLBCL、转化型滤泡性淋巴瘤和高级别 B 细胞淋巴瘤。

(7)免疫调节剂:主要是来那度胺,目前 NCCN 指南已将其纳入复发难治性非霍奇金淋巴瘤的治疗中。此外,西达本胺、阿扎胞苷、地西他滨等药物在复发难治性淋巴瘤的治疗中也有应用。

(8)其他:还有很多新药正处于临床试验阶段,这些临床试验为部分患者提供了免费接受最新药物治疗的机会,患者可以积极了解和尝试。

总之,淋巴瘤复发后的再次活检是治疗成功的基础。在新药时代,通过综合运用不同治疗手段和药物,越来越多的复发患者重新获得了治愈的希望。

(重庆医科大学附属第二医院　曾瀚庆)

2.11　淋巴瘤治疗后常见并发症的处理

患者常常会问:"医生,淋巴瘤治疗后会出现哪些不良反应?我的身体受得了吗?"淋巴瘤治疗后可能出现消化道反应、骨髓抑制、感染、肝肾功能异常等,接下来我们将逐一为大家进行讲解。

2.11.1　消化道反应

消化道反应是化疗时最常见的不良反应。恶心、呕吐时,要少食多餐,清淡饮食,严重时可使用止吐药物;腹泻时,需要注意补充液体,适当食用流食,症状较重时,可使用益生菌调节肠道菌群平衡并应用止泻药物;若同时合并有发热和白细胞减少,需要警惕感染性腹泻。对于便秘问题,以预防为主,增加高纤维摄入,可适当使用通便药物、缓泻药物。若排气、排便消失伴腹痛,应警惕肠梗阻。

2.11.2　骨髓抑制

中性粒细胞减少是骨髓抑制中常见的不良反应。中性粒细胞减少时,患者需要注意饮食及个人卫生,避免受凉。白细胞 > $2.0×10^9$/L、粒细胞 > $1.0×10^9$/L、无发热表现的患者,可观察,定期检查;白细胞 < $2.0×10^9$/L、粒细胞 < $1.0×10^9$/L 的患者,需要注射"升白针";粒细胞 < $0.5×10^9$/L 的患者,感染风险高,有发热等不适要及时就医;大化疗后的患者,使用"长效升白针"可预防中性粒细胞缺乏伴发热。化疗后血小板减少也较为常见,血小板 > $75.0×10^9$/L、无出血表现的患者,可观察;血小板 < $75.0×10^9$/L 的患者,需要注射"升血小板针";血小板 < $10.0×10^9$/L 的患者,自发出血风险极高,还需要输注新鲜血小板。贫血一般缓慢出现,大部分患者存在耐受,症状不明显,血红蛋白 < 70 g/L 的患者,需要输注红细胞。

2.11.3　感染

治疗后,患者常因白细胞减少、体液免疫和细胞免疫功能受抑,导致免疫力低下,还可能伴有黏膜损伤等情况,因此易遭受各种细菌、真菌及病毒的侵袭。呼吸道是首先且最易受到感染的部位,消化道也易受到感染。因此,需要采取合理的预防措施以降低感染的发生风险,比如加强漱口(替硝唑漱口液、碳酸氢钠漱口液等),服用复方磺胺甲噁唑预防肺孢子菌肺炎等。一旦患者出现发热、咳嗽或腹泻等症状,要积极寻找感染灶和病原微生物,同时启动抗感染治疗和对症支持治疗。

2.11.4　肝功能异常

　　我国是乙肝大国,化疗药物、激素类药物及单克隆抗体等均会引起乙肝病毒再激活,导致患者突发肝炎,甚至出现肝衰竭。因此,在治疗前,需要检查患者的乙肝五项和乙肝病毒DNA,必要时给予抗病毒治疗。对于部分乙肝病毒拷贝数高的患者,需要延迟部分药物的使用,治疗期间需要持续监测乙肝病毒的情况。

2.11.5　免疫治疗引起的不良反应

　　目前,免疫治疗常用的药物有利妥昔单抗、维布妥昔单抗、Pola单抗和PD-1抑制剂等,它们常见的不良反应为过敏和输注反应,包括发热、寒战、乏力等,部分患者还可能出现皮疹、恶心、呕吐、腹泻、喉部痉挛、呼吸困难等。上述不良反应通常在首次使用时出现,需要在医生指导下处理。PD-1单抗引起的免疫相关不良反应(immune-related adverse events, irAEs)也需要高度警惕,患者可能会出现免疫性甲状腺功能异常、肝损伤、心肌炎等,在治疗过程中要加强监测,严重时需要停药并配合使用免疫抑制剂。

2.11.6 分子靶向药物

新药时代常用的靶向药物包括BTK抑制剂、PI3K抑制剂等。常见的不良反应有血细胞减少、感染、出血、腹泻、心律失常、乙肝病毒再激活等，若出现这些症状，需要进行对症治疗，必要时停用药物。每种靶向药物的不良反应发生率有所不同。例如，BTK抑制剂可能导致心律失常，表现为房颤、房扑及室性心动过速，既往有心脏病史的患者需要定期监测有无心律不齐的症状，一旦发现心律不齐，应进行心电图检查并调整治疗方案。

2.11.7 特殊化疗药物引发的不良反应

部分化疗药物会有比较特殊的不良反应。例如，奥沙利铂具有神经毒性，表现为手指尖和双脚麻木、感觉迟钝。此外，它还具有痛性痉挛这一特异性的神经毒性，表现为双手突发短暂、剧烈、电击样疼痛。奥沙利铂引起的这类神经毒性不良反应在多数情况下会恢复。培门冬酶/门冬酰胺酶会引起一些不良反应，包括凝血异常、血脂异常、血糖异常、电解质异常，出现时给予对症治疗即可。

（郑州大学第一附属医院　王冲）

2.12 淋巴瘤患者的随访管理

经过漫长而艰辛的治疗历程,淋巴瘤患者终于迎来了康复的彩虹,进入了相对"轻松"的随访期。但大家对淋巴瘤的随访并不理解,存在一些认知误区:有人认为淋巴瘤已经治好了,现在能吃能睡,随访如果查出什么问题,还不如不检查,因此拒绝随访;也有人认为一旦复发就没希望了,没必要再进一步治疗,复查随访没意义;还有人相对重视近期随访,但随着治疗结束后身体状况逐渐好转,便"失联"不再返院复查,甚至对医院的随访电话不予理睬。今天,我们来了解下,为什么淋巴瘤治疗结束后一定要进行随访以及如何进行随访复查。

2.12.1 为什么要进行随访

淋巴瘤治疗疗程结束后要进行随访的理由如下:

(1)淋巴瘤治疗后仍有复发的风险,临床上通常将5年内无复发视为"临床治愈",这是因为绝大多数侵袭性淋巴瘤患者的复发往往发生在治疗结束后的5年内,距离治疗结束的时间越近,复发风险越高。因此,暂时的缓解并不是胜利的终点,治疗结束后的前5年随访非常重要。

(2)随着新药及细胞治疗等治疗技术的不断进步,如果能在随访期间尽早发现疾病的复发迹象,积极采取二线方案、新药或放疗等方式,在患者条件允许的情况下,还可考虑自体干细胞移植等强化巩固治疗。经过综合治疗,仍有一部分患者能再次获得临床治愈。

（3）患者在经历全身治疗后，可能出现迟发性并发症，如第二肿瘤和心血管疾病，通过随访可做到早发现、早诊断、早治疗。

2.12.2　如何进行随访复查

1.治疗结束后随访的总体原则

患者若无自觉不适，可定期复查；若有任何不适，应及时复查。随访内容包括病史询问、体格检查、血常规及生化检验、心电图检查、影像学检查、超声胃镜检查等项目。对于随访超过1年的患者，尽量减少CT或MRI检查，可进行超声检查替代。通常不推荐PET/CT检查作为随访手段，因其存在一定的假阳性且不符合经济学效应。对于随访中CT检查疑似复发的患者，可再次进行PET/CT检查。

2.随访复查的频率

（1）可治愈的淋巴瘤类型（如弥漫大B细胞淋巴瘤、霍奇金淋巴瘤、伯基特淋巴瘤）：治疗结束后第1~2年每3个月复查1次，第3~5年每6个月复查1次，此后每年复查1次，维持终身。

（2）不可治愈的淋巴瘤类型（如滤泡性淋巴瘤、套细胞淋巴瘤、边缘区淋巴瘤）：每3~6个月复查1次，维持终身。

（3）若患者出现发病时的症状，如发热、盗汗、不明原因体重下降、体表触及包块或脏器受累相关症状等,应尽早返院复查,避免遗漏早期复发的线索。

3.随访的注意事项

随访(图2.11)不仅是医生了解患者身体状况的有效途径,也是患者面对面向医生咨询的好机会,因此:

(1)请携带全部病历资料或随访手册前去就诊。

(2)尽可能选择淋巴瘤专科的固定医生进行门诊随访。

(3)提前准备好想咨询医生的问题。

(4)避免在身体有炎症时进行检查,如发热、扁桃体炎急性发作,以防止假阳性的发生。

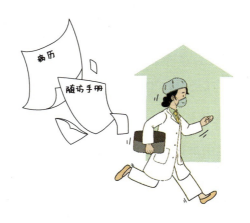

图2.11 随访

(陆军军医大学第二附属医院 李佳丽,

普洱市人民医院 郑朝恩)

2.13　淋巴瘤患者的营养管理

化疗、放疗、免疫治疗和造血干细胞移植等是淋巴瘤治疗的常用手段,但这些治疗手段常常导致恶心、呕吐、腹泻等。此外,胃肠道淋巴瘤患者由于消化道梗阻、出血和穿孔等常常无法正常饮食,这都会导致营养不良,继而影响患者的预后,形成恶性循环。相关研究报道,约20%的肿瘤患者最终死因是营养不良,因此,关注并改善营养状况,对淋巴瘤患者而言至关重要。

当前,肿瘤患者的营养治疗越来越受重视,但营养治疗的误区仍普遍存在。对于淋巴瘤患者,如何正确实施营养治疗呢? 主要应做好以下几点:

(1)进行营养风险筛查和营养评估(图2.12、图2.13)。

(2)选择合适的营养治疗方式并正确实施(图2.14、图2.15)。

(3)监测营养治疗效果。

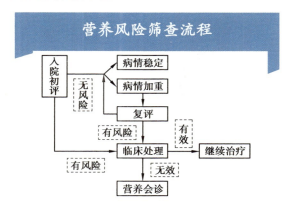

图2.12　营养风险筛查流程

人体营养状况测定和评价方法

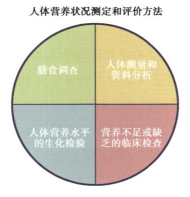

图2.13　营养评估

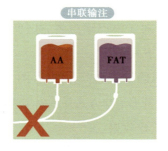

图2.14　错误的营养治疗方式

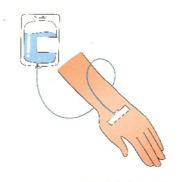

图2.15　正确的营养治疗方式

2.13.1 营养风险筛查与营养评估

营养风险筛查与营养评估需要由专业营养师实施,患者也可自评,如有以下3种及以上问题,往往具有营养风险并可能伴有营养不良:

(1)进食明显偏少。

(2)胃肠道症状明显。

(3)高龄,70岁以上。

(4)近期体重下降明显。

(5)发热。

(6)水肿明显。

(7)活动受限明显。

临床上常做的营养状态相关检查有握力测试(图2.16)、皮褶厚度测量(图2.17)、踝部水肿观察(图2.18)、小腿围测量、腰围测量等。

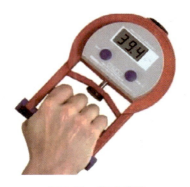

图2.16 握力测试

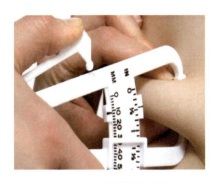

图2.17　皮褶厚度测量

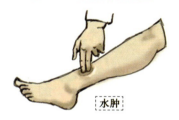

图2.18　踝部水肿观察

2.13.2　实施营养治疗

根据患者的不同情况,选择不同的治疗方式。例如,腹泻时,建议少量进食无渣饮食,主要以纯碳水化合物为主,如米汤、藕粉、低浓度糖水等,这些食物属于滋养型肠内营养,可维持胃肠道屏障功能,防止肠道黏膜萎缩和菌群移位。另外,可加用少量口服全营养制剂和益生菌。乏力时,不要吃甜度太高的食物,以免血糖高峰过后乏力加重。腹泻患者还应注意以下问题:

(1)多喝温水,避免冰镇、滚烫或碳酸饮料。

（2）注意少食多餐。

（3）少食辛辣、油腻、煎炸及甜腻的食品。

（4）除酸奶外，减少其他奶制品的摄入。

（5）少吃容易引起胀气的食物，如口香糖、大豆及产气蔬菜等。

（6）适当摄入富含钠、钾的食物，如香蕉、猕猴桃等。

对于口服摄入不足或无法进食的患者，建议联合静脉营养支持（图2.19），但注意单瓶输注糖水、氨基酸等是不可取的，有时反而会加重器官负担。营养医师会根据患者的病情，配置"个体化"营养液，包含脂肪乳、氨基酸、葡萄糖、维生素、电解质等。静脉营养支持方式包括中心静脉和外周静脉两大途径。

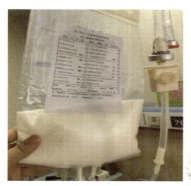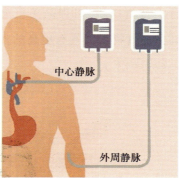

中心静脉

外周静脉

图2.19　静脉营养支持

2.13.3　纠正饮食误区

对于肿瘤患者的饮食，有不少误区，举例如下：

（1）吃得少可以饿死肿瘤，营养搞得好会加速肿瘤生长

（图2.20）：这一说法是缺乏证据的，但也不要走入另一极端（天天"大鱼大肉"），保持营养均衡即可。

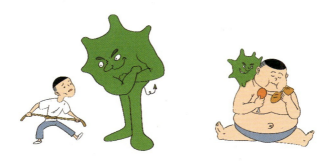

图2.20　饮食误区（一）

（2）不能吃"发物"（图2.21）：所谓"发物"大多是肉类，含有丰富蛋白质，可提高免疫力、改善贫血、促进伤口愈合等。高蛋白食物虽然具有更高的食物热效应，可能会加重发热，但一般影响不大。

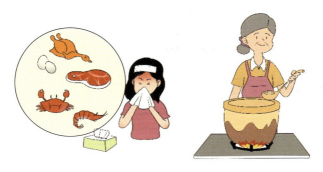

图2.21　饮食误区（二）

（3）汤最有营养：其实汤的营养成分尤其是能量和蛋白质较少，对营养状况改善不大。

2.13.4　营养治疗效果监测

评估营养治疗效果最常用的指标是体重。伴有水肿等症状不好判定时,可参考饭量的变化情况;另外,握力和步速的稳定也能说明营养状况的稳定,各种蛋白质水平指标变化也具有参考意义(图2.22)。

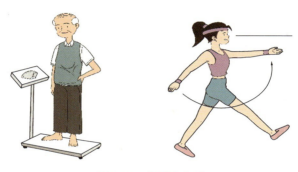

图2.22　体重和步速

2.13.5　淋巴瘤患者饮食宜忌

淋巴瘤患者应科学饮食,具体饮食宜忌如下:

(1)不建议食用辛辣刺激、熏烤油炸、生冷食物及酒类等。

(2)使用CYP3A4抑制剂药物(如BTK抑制剂等)时,不建议食用葡萄柚、柠檬、柑橘等水果。

(3)可适量补充牛初乳、鱼油、橄榄油等,以改善免疫,减轻疲劳。

(4)确保优质蛋白(如瘦肉、蛋类、大豆类及奶类等)摄入充足,但伴有肾功能损伤或高尿酸血症时应适当限制。

(5)适当多饮水,多吃富含铁、锌、铜等微量元素及维生素(尤其是维生素A)的食物,如血豆腐、猪肝、牡蛎、新鲜蔬菜、坚果、牛油果等,但不建议过多补充富含矿物质的营养补充剂,以免影响抗肿瘤效果。

总之,淋巴瘤患者的营养状况对其治疗非常重要,患者朋友们应在专业营养医师的指导下进行营养评估和治疗,早日取得抗击淋巴瘤的胜利。

(陆军军医大学第二附属医院　朱文艺)

2.14　淋巴瘤患者的生育力保存

随着新药问世以及细胞治疗等新技术的成熟,淋巴瘤再也不是让人闻风丧胆的"绝症",越来越多的患者得以治愈,他们对生活质量的要求也越来越高,希望能够重回正常的工作和生活状态。对于年轻患者,尤其是那些尚未生育的年轻人以及儿童和青少年等群体,保存生育力的需求日益增长。因此,在治疗中如何减少对生殖功能的损害、有效保存生殖功能,以及何时可以生育等成为了大家关心的问题。

2.14.1　淋巴瘤治疗对生育力的影响

治疗方案对患者生育力有中高损伤风险的,均属于生育力保存的适应证。淋巴瘤因病理亚型不同,其治疗方案及预后可能存在较大差别。那么,淋巴瘤治疗会对患者的生育力有哪些影响呢?

1. 对女性生育力的影响

淋巴瘤治疗对女性生殖功能的影响主要表现为早发性卵巢功能不全(premature ovarian insufficiency, POI)及卵巢早衰(premature ovarian failure, POF)。其影响程度取决于许多因素,包括患者在接受化疗时的年龄、淋巴瘤的具体病理类型、病灶位置,以及所采取的治疗方案与药物累积剂量,甚至有的淋巴瘤患者在未接受化疗前即可出现 POI。放射治疗可引起POI,其风险与放疗时的年龄和累积剂量有关。靶向药物近年来逐渐应用于淋巴瘤的治疗,但关于其对生育力影响的研究有限,未来仍需要更长时间的观察以明确靶向药物对生育力的影响。淋巴瘤的临床治疗方案较多,且常为多种药物联合应用,这会叠加生殖毒性。

2. 对男性生育力的影响

淋巴瘤治疗对男性生殖功能最常见的影响是不育。化疗、针对颅脑或睾丸的放疗或涉及男性生殖系统的手术都可能导致不育。

3. 对儿童性腺功能的影响

对于儿童淋巴瘤患者,虽然其接受的化疗药物剂量或放疗总剂量比成年人少,但仍面临着性腺功能减退的风险。

4.淋巴瘤相关影像学检查对性腺功能的影响

卵母细胞对电离辐射非常敏感。临床工作中应用X射线或γ射线进行医学成像的影像学检查所施加的辐射剂量相对较低。因而,PET/CT检查或腹部增强CT检查的辐射剂量不会影响卵母细胞的存活率和发育。睾丸是对辐射高度敏感的组织之一,但PET/CT检查或腹部增强CT检查的辐射剂量也不会影响其正常功能。大家对于上述检查不要过于担忧。

2.14.2　淋巴瘤患者生育力保存的时机与方案选择

1.女性淋巴瘤患者该如何选择生育力保存的时机

生育力保存的时机选择需要由肿瘤学、生殖医学等多学科医生会诊后共同决定,依据患者所患不同类型淋巴瘤的预后、具体治疗方案、疾病进展及患者本人的需求(图2.23)。最佳时机是放化疗前,适用于早期进展缓慢的淋巴瘤类型。而对于高度侵袭性淋巴瘤伴肿瘤生长迅速、肿瘤负荷重或麻醉风险较大的患者,建议先进行化疗,在化疗病情稳定时再进行生育力保存。对于已完成治疗的患者,应在疾病缓解期,根据药物的代谢周期、体内清除时间及卵泡或精子的发育周期等因素,择机评估生殖功能及相关风险后进行生育力保存。此外,若患者既往因各种原因未能保存生育力,当病情进展需要接受由POI低风险转变为高风险治疗方案时,仍然可进行生育力保存(图2.24)。

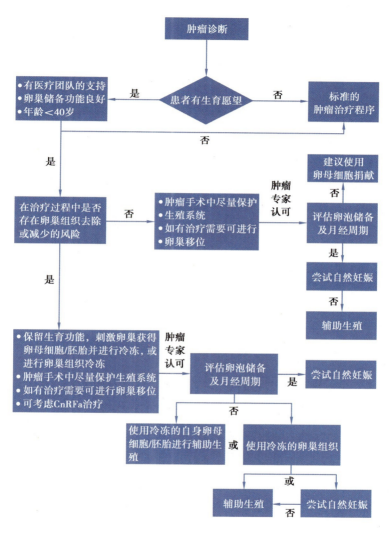

图2.23　肿瘤诊断后临床处置流程

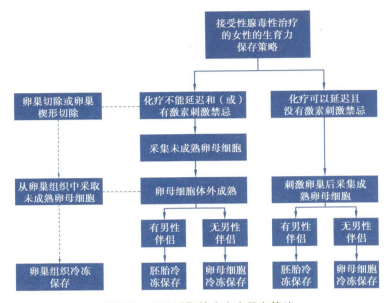

图2.24　建议采取的生育力保存策略

2.女性淋巴瘤患者该如何选择生育力保存的方案

根据淋巴瘤患者的年龄、婚育情况和拟进行的放化疗方案,推荐适宜的生育力保存方案。例如,已婚女性优选胚胎冷冻,其次为卵母细胞冷冻。对于青春期前或淋巴瘤需要紧急化疗的患者,卵巢组织冷冻或联合未成熟卵母细胞体外成熟(in vitro maturation,IVM)冻卵/胚胎是首选的生育力保存方案(图2.25)。

3.辅助生殖中该如何选择促排卵的方案

促排卵方案的选择是进行胚胎冻存和卵母细胞冻存的重要步骤。如果淋巴瘤患者在治疗前有充足时间进行生育力保

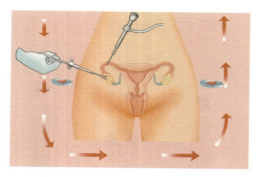

图2.25 卵巢组织冷冻及移植

存,则可采用多种方案序贯处理,设计出一个全面且多途径的生育力保存方案,例如胚胎或卵母细胞冻存后再进行卵巢组织冻存。

部分患者在确诊特殊类型淋巴瘤或需要紧急化疗的情况下,可先进行化疗后,再进行生育力保存,此时患者的卵巢功能可能有明显减退,在保证安全性和可耐受性的前提下,应尽可能联合多种生育力保存方案为患者未来的生育提供更多的可能性。

青春期前的患者是否可通过促排卵获取卵母细胞?关于这方面,目前的相关研究较少。因此,对于青春期前的患者,除卵巢组织冷冻外,如果能将化疗推迟2～3周,他们可能有机会接受卵巢刺激以获取成熟卵母细胞进行生育力保存。

4.未成熟卵母细胞IVM的应用

IVM的优势为时间短、不用促排卵、取卵途径多样化,可经阴道穿刺、外科(开腹或腹腔镜)手术取卵(in vitro maturation

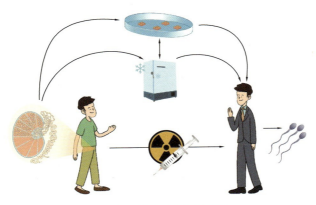

图2.26 男性生殖细胞保存

before gynecological operation，OP-IVM）或直接从切取的卵巢组织中取卵。青春期前的患者也可在使用IVM后进行成熟卵母细胞冷冻。

5.男性淋巴瘤患者该如何选择生育力保存的方案

男性生育力保存是指在化疗前，利用精子冷冻保存技术对自身精子进行冷冻保存，也可通过使用GnRH类似物等药物进行性腺保护，还可在放疗过程中进行性腺防护等（图2.26）。若精子在冻存时质量差，建议采取稀/单精子冻融技术。在精液冻融前，可给予适当的药物以提高精子的质量。

对于接受放化疗的男童，可获取精液者，首选冻存精子；无法获取精液或取精困难者，则推荐睾丸组织冻存。当男童接受放疗时，可通过遮挡阴囊区域或采取睾丸移位的方法来保护睾丸。

6.生育力保存的安全性问题

（1）药物促排卵存在的风险。

关于药物促排卵的安全性,首先要考虑的因素是肿瘤复发的风险,但目前缺乏促排卵对淋巴瘤患者远期疾病复发影响的相关研究。对于淋巴瘤等血液系统肿瘤患者,促性腺激素的使用以及患者本身存在的血液系统功能异常,均可增加血栓风险。早期卵巢过度刺激综合征(ovarian hyperstimulation syndrome,OHSS)的发生将明显增加血栓风险,因此肿瘤患者在促排卵过程中尤其应注意避免卵巢过度刺激,使用微刺激或减量双扳机方案可降低这种风险以及取卵后的血栓风险(图2.27)。

（2）卵巢移植后肿瘤复发的风险。

卵巢组织冻存后再移植理论上存在残留肿瘤细胞转移造成复发的风险。卵巢转移风险高的肿瘤患者应慎重选择卵巢组织冻存。因此,在移植前,需要常规对卵巢组织(包括皮质和髓质)是否含有肿瘤细胞进行检测和评估。

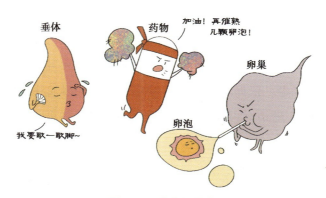

图2.27 药物促排卵

（3）围手术期存在的风险。

淋巴瘤患者的疾病状态可能会增加围手术期风险。术前应由包括麻醉科、生殖妇科、肿瘤专科医师在内的多学科团队，对患者的一般身体状态和麻醉风险进行详细评估。对于无法耐受腹腔镜手术及辅助生殖技术操作的淋巴瘤患者，不宜进行生育力保存的手术。

2.14.3 淋巴瘤患者生育时机与方式选择

在肿瘤患者中，年龄仍是影响生育结局最重要的因素，因此建议有生育意愿的淋巴瘤患者在抗肿瘤治疗结束且经肿瘤专科医师评估可妊娠时，应尽快向生殖专科医师咨询生育方案，可采取自然妊娠或辅助生殖技术助孕。目前研究显示，淋巴瘤患者在妊娠期间及分娩后5年内，肿瘤复发风险没有增加。

1.生育时机的选择

目前，建议患者避免在淋巴瘤复发高风险期妊娠，即从治疗结束开始计算的2~3年，因此建议患者在疾病完全缓解2年后再妊娠。依据淋巴瘤的随访标准，治疗结束2年内为每3个月1次，随访时可监测生殖指标，生育力评估正常时，可尝试自然妊娠。

2.生育方式的选择

对于尝试自然妊娠失败或生育力下降的患者，可尝试体外受精助孕或使用已冻存的卵母细胞或胚胎、卵巢组织助孕。首选胚胎解冻，其次为卵母细胞解冻，最后为卵巢组织解冻。卵巢组织移植还有助于恢复女性内分泌功能。

对于冷冻精液的男性患者，可根据家庭意愿及伦理原则决定是否解冻精子。对于冷冻睾丸组织的男性患者，当淋巴瘤复发高风险期过去，达到临床完全缓解，经肿瘤专科医生评估后，可根据家庭意愿及伦理原则决定是否进行睾丸组织移植，但这项技术目前仍处于研究阶段，尚未有广泛认可的临床成功案例报道。

2.14.4　淋巴瘤患者生育力保存的相关伦理问题

上述生育力保存方案并不是随随便便、想做就能做的。进行生育力保存的各种要求及技术方法均应符合我国现有的法律法规以及原卫生部颁布的《人类辅助生殖技术管理办法》等相关规定，必要时须通过所在医疗机构生殖伦理委员会批准。所有的实验性生育力保存技术，均应在获得生殖伦理委员会批准后方可实施。

对于成年患者，生育力保存须在获得患者本人同意并签署知情同意书后方可实施。对青春期前的患者，在其本人同意且父母或监护人同意的情况下，采取既定的生育力保存方案（如精液或卵母细胞冷冻保存等）。

总之，随着科学研究的深入和医疗技术的发展，可能有更多的生育力保存方案供淋巴瘤患者选择。在选择方案时，既要考量医学伦理,又要尊重患者本人及其家属的意愿。即便患者最终未能实施生育力保存,亦可通过赠卵或人类精子库供精等助孕途径,寻求生育的可能。

(重庆市妇幼保健院 邓华丽,李竞宇)

2.15　中医药在淋巴瘤治疗中的作用

中医药是中华民族的伟大创造,是中国古代科学的瑰宝,也是打开中华文明宝库的钥匙,为中华民族繁衍生息作出了巨大贡献,对世界文明进步产生了积极影响。中医药在防治肿瘤方面的特色在于整体调节,其作用机理是多部位、多环节和多靶点的,无论是单用还是与化疗等其他治疗方式联合应用,均有广泛的临床应用前景,可以起到增效减毒的作用。如何选择中医药应用的合适时机?请听我们娓娓道来。

2.15.1　中医药如何认识淋巴瘤

我国古人早就认识到淋巴瘤这种疾病,其主要临床表现是淋巴结肿大。古医书如《诸病源候论》记载(图2.28、图2.29):"恶核者,肉里忽有核,累累如梅李,小如豆粒……此风邪挟毒而成","恶核者,是风热毒气,与血气相搏结而成核,生颈边,又遇风寒所折,遂不消不溃"。古代的中医名家将这种

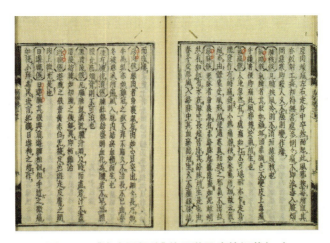

图2.28 《诸病源候论》关于淋巴瘤的记载(一)

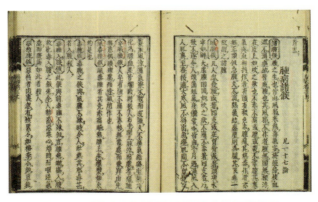

图2.29 《诸病源候论》关于淋巴瘤的记载(二)

疾病命名为"石疽""恶核""失荣""痰核""疵痈"等,同时还对
该疾病的发生机理进行了探讨。《外科正宗》说:"失荣者……
其患多生肩之以上。初起微肿,皮色不变,日久渐大,坚硬如
核,推之不移,按之不动;半载一年,方生阴痛,气血渐衰,形容

瘦削,破烂紫斑,渗流血液或肿泛如莲,秽气熏蒸……"因此,中医学认为淋巴瘤与外邪侵袭、七情内伤、正气不足有关。正气不足是淋巴瘤发病的根本,气血阴阳失调导致体内生痰,痰瘀互结留在体内;毒是淋巴瘤发病的关键,外邪进入与痰瘀互结,导致此病。

上述中医学对于淋巴瘤发病机制的表述,可能使很多读者感到困惑,我们可以借助现代医学术语进行类比:人体首先产生了基因或遗传物质突变(正气不足),进而出现免疫功能失调或紊乱(阴阳失调导致痰瘀互结),外界的各类病毒如EB病毒、HHV8病毒、HTLV病毒以及各类放射线和化学毒物(外邪进入体内),这些因素综合作用,导致淋巴瘤发病。

2.15.2　中医药治疗淋巴瘤的方案

根据上述中医发病机制,编者参阅了《中医内科学》等专业教材,并查阅了200余篇中医治疗淋巴瘤的文献,参与编写了《淋巴瘤中西医结合诊疗专家共识(2020年)》。与西医不同,中医依据淋巴瘤的发病机制,将其分为五个亚型,即寒、痰、瘀毒、阴虚、正虚。这五个亚型,有各自的临床表现及治疗方剂。

1.临床表现

淋巴瘤的中医临床表现如下。

(1)寒证:颈项、耳旁、锁骨上、腋下、腹股沟等处淋巴结肿大,不痛不痒,皮色如常,坚硬如石,面色发白,怕冷乏力。舌白或腻。脉沉或细。

(2)痰证:胁下硬块,不痛不痒,烦躁易怒,胸腹胀满,两胁
,食欲不振,大便不调。舌红,苔白腻或黄腻。脉弦或

(3)瘀毒证:胁下肿块,时而疼痛,面色晦暗,形体消瘦,口
有午后潮热,口舌生疮,咽喉肿痛;偶有腹部肿块,皮肤
尿深大便干结;或有黑便。舌暗或红绛,或有瘀斑;苔黄
黑苔。脉涩或数。

(4)阴虚证:胁下肿块,或伴瘙痒,兼见身体消瘦,进食后
易饥饿,潮热汗出,口干咽燥,腰膝酸软,头晕耳鸣,遗精或崩
漏。舌红少津,或红绛;苔少,或无苔。脉细数。

(5)正虚证:肿块已消,或消及大半,质软,不痛不痒,面色
无光,消瘦脱形,语音低微,乏力倦怠,心悸气短,头晕目眩,恶
风,出汗,无法入睡。舌淡或暗,苔少或滑。脉弱或细。

2.中药的服用时机

那么中药应该在什么时机服用呢？这是患者们关心的
话题。中药通常在以下情况服用:惰性淋巴瘤确诊后不治疗
仅观察等待的患者;处于放化疗间歇期的患者;放化疗标准
疗程全部结束之后的患者;不适合放化疗或西医治疗的
患者。

3.治疗方案

中医治疗讲究对症下药,采用个体化治疗(图2.30)。

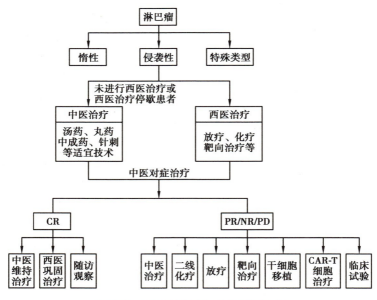

图2.30 淋巴瘤中西医结合治疗流程

（1）寒证：推荐方药为阳和汤。中成药可选择小金丹。

（2）痰证：推荐方药为柴胡疏肝散。中成药可选择柴胡舒肝丸。

（3）瘀毒证：推荐方药为升降散。中成药可选择二陈丸加西黄丸。

（4）阴虚证：推荐方药为大补阴丸加消瘰丸。中成药可选择相同药物。

（5）正虚证：推荐方药为八珍汤。中成药可选择八珍丸或参芪扶正注射液。

2.15.3 中医药在淋巴瘤中的特色疗法

淋巴瘤患者在治疗过程中可能会出现一些与疾病本身或治疗相关的症状。例如,肿瘤细胞大量增殖引发的皮肤瘙痒、盗汗等,放化疗导致的胃肠道反应、便秘等,放化疗后免疫功能下降、黏膜细胞代谢障碍引发的带状疱疹、口腔溃疡等,使用蛋白酶体抑制剂等药物引发的周围神经病变这一特殊毒性反应。对于其中部分症状,西医目前尚缺乏针对性的治疗手段,而中医在这方面则展现出了良好的治疗效果,简要介绍如下。

（1）皮肤瘙痒:麻黄连翘赤小豆汤、防风通圣散、消风散。

（2）盗汗:玉屏风散、生脉散、桂枝汤。

（3）周围神经病变:黄芪桂枝五物汤、柴胡桂枝汤、薏苡仁汤。

（4）胃肠道反应:旋覆代赭汤、香砂六君子汤、柴平汤。

（5）便秘:麻子仁丸、六磨饮子、补中益气汤。

（6）重度骨髓抑制:当归补血汤,酌情加用黄精、阿胶、龟板等。

（7）带状疱疹:外用炉甘石与紫金锭、黄连膏、新癀片、六神丸等,外治可予刺络拔罐法、疱疹局部围刺法、华佗夹脊穴针刺法、梅花针疗法、火针疗法等。

（8）口腔溃疡:外用口腔溃疡散、锡类散、康复新液、六神丸等。

（浙江省中医院　张宇,沈建平）

2.16　淋巴瘤患者的心理变化及调适

您是否还记得,当得知自己患上淋巴瘤后,内心所经历的变化?震惊、恐惧、不安、无助、悔恨……当确诊淋巴瘤时,无论是谁,难免都会有怀疑、焦虑、恐惧、忧郁等心理变化,即使是生性乐观的人也会有这些情绪,这都是人的正常反应。有人说:"得了癌症,一是吓死的,二是愁死的,三是病急乱投医治死的,四才是病死的。"这句话告诉我们患病并不是最可怕的,最可怕的是胡思乱想、过度担心、精神垮了。心理状态能够影响我们的免疫系统功能,而身体的免疫机制在促使肿瘤细胞逆转的过程中扮演着重要角色。由此可见,及时调整心理状态,无疑是一剂良药。

2.16.1　如何判断自己的情绪出现"问题"

患者在确诊淋巴瘤后的心理变化常经历以下几个阶段(图2.31)。

(1)体验期:这是初始阶段。患者首次得知自己患病时候,常会出现震惊、担心、焦虑、心慌、心悸等。这个阶段也容易出现情绪休克,即看上去很冷静理智,没有任何的情绪表现,实则是在压抑情绪。

(2)怀疑期、恐惧期:在这个阶段,患者可能会怀疑诊断结果,质疑、否定自己的病情,反复于各大综合医院重新就诊;或回避诊断结果,直接拒绝再次就诊。

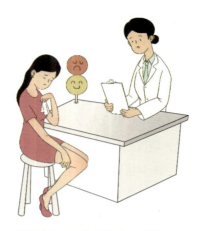

图2.31　患病后的心理变化

　　(3)幻想期、绝望期:这是一个非常矛盾和痛苦的阶段。在四处求医却得到同样的诊断结果之后,患者可能会感受到各种复杂的情绪,如悔恨、担忧、绝望、愤怒等,同时又幻想诊断出现差错,期待治疗奇迹的发生;此外,现实里还要体验"健康丧失"的悲伤和自尊感的减弱。

　　(4)平静期:又称"接受—适应期",指的是在患者认识到病情已无法改变后,逐渐接受这一现实的过程。尽管在这个阶段,患者表面上看似已接受事实,情绪平稳,但实际上往往内心深处仍时常陷入情绪低落与抑郁的状态之中。

　　这些情绪表现是患病后的正常心路历程,我们没有必要责怪自己,但这并不意味着我们可以对此忽视。只有重视情绪变化,及时调整心态,才能促进身体的恢复。当然,这几个时期并不会严格按照先后顺序在所有人身上出现,有的患者可能一直停留在某一个时期,有的患者可能在较短时间就可调整过来。需要注意的是，当这些情绪变化给患者本人造成心理痛苦，并影响其日常生活、社交甚至疾病治疗时，应当高度重视，积极调整情绪或寻求专业医生的帮助。

如果出现了以下变化，建议寻求专业医生的帮助。

（1）睡眠质量不佳：夜里无法入睡，晨起醒来时间过早，常有噩梦、梦中惊醒的情况（图2.32）。

（2）快感缺失：缺少情绪方面的波动，对什么都提不起兴趣。回避任何娱乐活动，甚至拒绝社交，拒绝与任何人来往。

（3）食欲低下：有抑郁情绪的患者可能会发生这种现象，对之前喜欢吃的食物毫无兴趣，不易感觉饥饿，容易饱腹。

（4）异样的症状：患者经常会莫名其妙地感觉到自己身体不适，身体并没有发生对应的器质性病变，却总是出现疼痛、胸闷、气短等问题。

（5）身心疲惫感：患者经常会感觉到自己力不从心，觉得自己什么事都干不了，干什么都不主动，感觉"无所谓"。

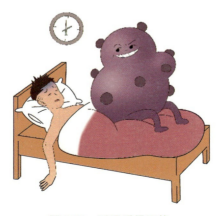

图2.32 睡眠质量不佳

（6）强烈的自卑感：患者经常会感到特别自卑，自我评价过低，觉得自己一无是处，并对亲人、家庭有着强烈的内疚感和负罪感，认为"活着是拖累"。

2.16.2　可以用哪些工具来进行评估

NCCN痛苦指南推荐运用心理痛苦温度计（distress thermometer，DT）来评估患者的心理痛苦程度。DT是视觉模拟尺度类量表，用于快速筛查患者的心理痛苦程度，评分为0～10分，0分表示没有痛苦，10分表示极度痛苦，如图2.33所示。

此外，还可以使用心理痛苦管理筛查工具（distress management screening measure，DMSM）、抑郁-焦虑-压力量表-21（the depression anxiety stress scale，DASS - 21）（表2.5、表2.6）、广泛性焦虑自评量表（general anxiety disorder-7，GAD-

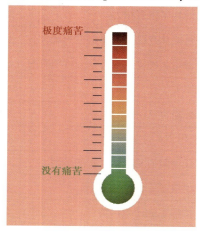

图2.33　心理痛苦温度计

7)和9条目患者健康问卷(9-item patients health questionnaire, PHQ-9)评估淋巴瘤患者的心理痛苦程度。

表2.5 DASS-21

请仔细阅读以下每个条目,并根据过去一周的情况,在每个条目中选择符合您自身情况的程度选项;请回答每个条目,选择没有对错之分。

评价程度:0,不符合;1,有时符合;2,常常符合;3,总是符合。

序号	条目	程度			
1	我觉得很难让自己安静下来	0	1	2	3
2	我感到口干舌燥	0	1	2	3
3	我好像一点都没有感觉到任何愉快、舒畅	0	1	2	3
4	我感到呼吸困难(如气喘、透不过气)	0	1	2	3
5	我感到很难主动开始工作	0	1	2	3
6	我对事情往往做出过敏反应	0	1	2	3
7	我感到颤抖(如手抖)	0	1	2	3
8	我觉得自己消耗了很多精力	0	1	2	3
9	我担心一些可能让自己恐慌或出丑的场合	0	1	2	3
10	我觉得自己对不久的将来没有什么可期盼的	0	1	2	3
11	我感到忐忑不安	0	1	2	3
12	我感到很难放松自己	0	1	2	3
13	我感到忧郁、沮丧	0	1	2	3
14	我无法容忍任何阻碍我继续工作的事情	0	1	2	3
15	我感到快要崩溃了	0	1	2	3
16	我对任何事情都不能产生热情	0	1	2	3
17	我觉得自己不怎么配做人	0	1	2	3

序号	条目	程度			
18	我发觉自己很容易被触怒	0	1	2	3
19	即使没有进行明显的体力活动时,我也感到心率不正常	0	1	2	3
20	我无缘无故地感到害怕	0	1	2	3
21	我感到生命毫无意义	0	1	2	3

注:(1)第1、6、8、11、12、14、18项属于抑郁得分。

(2)第2、4、7、9、15、19、20项属于焦虑得分。

(3)第3、5、10、13、16、17、21项属于压力得分。

(4)将各分量表得分乘以2,即为该分量表的总得分。

表2.6 DASS-21评分标准

抑郁得分	焦虑得分	压力得分
0~9:无明显抑郁	0~7:无明显焦虑	0~14:无明显压力
10~13:轻度抑郁倾向	8~9:轻度焦虑倾向	15~18:轻度压力倾向
14~20:中度抑郁倾向	10~14:中度焦虑倾向	19~25:中度压力倾向
≥21:重度抑郁倾向	≥15:重度焦虑倾向	≥26:重度压力倾向

2.16.3　如何进行心理调适,成为更好的自己

当患有淋巴瘤时,我们面临的最大挑战就是如何接纳疾病和自己的"坏情绪",否定疾病或压抑情绪只会让我们更加痛苦。消极应对只会让自己陷入更深的焦虑,我们需要和家属一起调整心态、积极应对、配合治疗(图2.34)。医学在不断地进步,淋巴瘤是可以被战胜的!

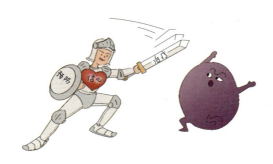

图2.34　心理调适的重要性

以下是调整心态的小建议,能帮助我们以更好的心态面对淋巴瘤。

(1)正视疾病,积极治疗。

提高信心,及时就医:近年来,我国在淋巴瘤的治疗方面取得了巨大进步,治愈率大幅提升,如早期霍奇金淋巴瘤治愈率高达90%。随着新药尤其是靶向药物和免疫治疗的运用,淋巴瘤的疗效和患者生存期都逐渐提升,其已在相当程度上成为可治愈之症。

不急不躁,放松心情:不要期望吃药后能"立竿见影",淋巴瘤的治疗是不可能速战速决的,诊断、治疗、随访是一个漫长的过程,要有打持久战的思想准备。有些患者确诊后需要立即治疗,有些暂时不需要治疗,有些治疗后可能复发。无论何种情况,我们都要做好长期"抗战"的准备,不急不躁,遵医嘱定时监测,定期随访,积极配合医生进行治疗。

(2)主动沟通,寻求支持。

亲近亲友:不要害怕接受他人的帮助,不管是跑腿、做家务、陪同去看医生还是做饭，允许亲人为我们做些什么，会让彼此感受到亲近和信任。如果朋友和家人不知道我们需要什么，就开诚布公地告诉他们，告诉他们我们想要吃什么东西，有什么想法，或需要帮助的事情，主动地寻求支持。

病友交流：可以求助主诊医生，或加入淋巴瘤患者群或社区，尽可能多地与已经康复的淋巴瘤患者交流治疗方案、就医经历等，了解他们是怎样战胜不良情绪的，从他们的经验中汲取智慧和力量，获得与淋巴瘤斗争的精神支柱。不过，很多病友也会接触到一些负面的治疗经验，从而害怕治疗药物引起的痛苦，对疗效缺乏信心。其实，每个人的病情和身体情况差异很大，别人的问题不等于是我们的问题，不要过度地放大或轻视，应理性看待个人疾病，科学认识说明书上的不良反应（是有一定概率会发生，但不是一定会发生），不偏听偏信，不盲从，听取专业医生的意见。更重要的是，勇敢地分享我们的经历和感受，这对精神健康有很大的好处，病友的鼓励和帮助会消解我们的不良情绪，而当我们帮助他人时，也会感受到满满的成就感和价值感。

（3）充实自我，助力治疗。

好好学习：现在治疗淋巴瘤的药物不断涌现，疗效大大提高。国内的医学普及刊物、淋巴瘤科普书籍等，都有介绍不少病例和疾病知识，我们可以经常阅读这类书刊，更好地了解疾病，知己知彼才能战而胜之。

充实生活：每天设置一个小目标，做一些力所能及的运动和自己喜欢的事，比如散步、练八段锦、打太极拳、冥想放松、浇花种树等。运动受限者,可以参加聚会、和朋友聊天、制作小工艺品等。总之,要找到适合自己的放松方式,释放压力,少胡思乱想,不要压抑自己。

2.16.4 家属如何帮助淋巴瘤患者进行心理重建

淋巴瘤患者的心理重建离不开其家属的帮助和支持,具体如下:

(1)在诊断和治疗过程中,患者需要承受巨大的身体负担和心理压力,而家属同样会不可避免地遭遇心理压力的挑战,产生焦虑、恐惧和无助等情绪。因此,在照顾患者的同时,家属也要照顾好自己,保存精力和体力,寻求更多的社会支持。信任医生,配合治疗,主动与医护人员沟通。另外,亲朋好友的问候、关心、帮助也是患者和家属战胜困难的重要资源,会让我们感受到自己并非孤军作战,从而增强信心和勇气。

(2)对疾病的羞耻感会阻止我们向他人求助,抑制我们的生存动机。因此,家属不仅要自己避免这种认知,还要帮助患者破除病耻观念,勇于谈论病情,不要回避或羞于表达。

(3)面对患者,家属需要扮演好倾听者、护理者的角色,尽量学习疾病相关知识,理解患者的情绪,与他们多多沟通,多鼓励患者表达自己的感受和想法,不要急于否定他们的"坏情绪",不要求他们"想开点",而是与他们共情,理解他们的感受。同时,还要给予患者最大的尊重,维护他们的对疾病的知情同意权,确保医生、患者、家属三方共同参与疾病治疗的决策过程,不要总是回避患者,也不要总是替患者做决定,以免加重患者的恐惧、忧虑和不信任感,要让他们感觉自己是重要的、有价值的、有尊严的。

(4)家属不仅要重视和维持患者生命的延续,更应重视他们的生活质量,建立"治疗疾病不是为了消灭疾病,而是为了过有质量的生活"的理念,使患者能够"带着疾病过高质量的生活"。

有人曾说,如果不能和别人比生命的长度,那就去比生命的宽度和深度吧! 如果您此刻正因患淋巴瘤而郁郁寡欢,因为经济窘迫而忧心不已,因治疗副作用而焦灼不安,请相信,即使身陷沟壑,也要仰望星空! 学会坦然面对,调整自我,用崭新的自己去迎接新的挑战!

(陆军军医大学第二附属医院 张玲,贺英)

2.17 淋巴瘤诊治病例分享

2.17.1 一例弥漫大 B 细胞淋巴瘤患者的临床诊治

1.腹痛别大意,腹部包块竟是淋巴瘤

建筑工人胡大哥从 2023 年 1 月开始偶尔出现左侧腹部胀痛,觉得可能是肠胃不适,于当地医院完善胃肠镜检查提示:慢性胃炎伴糜烂,直肠炎,结肠炎。对症治疗后症状没有缓解。2023年2月初,胡大哥感觉腹部胀痛较之前加重,并发作频繁,再次就诊于当地医院完善上腹部CT检查提示:脾门区、脾脏结节及团块影,考虑占位性病变,疑似血管瘤、肿瘤或其他;腹膜后及腹腔多发软组织密度影,考虑转移性肿大淋巴结可能;左侧肋缘软组织密度影,考虑转移性肿瘤。之后胡大哥感觉腹痛症状持续加重,同时还出现了食欲不振、乏力的表现,已经无法正常工作,日间大部分时间需要卧床休息。为了进一步明确诊断,2023年2月11日胡大哥就诊于陆军军医大学第二附属医院,完善PET/CT检查提示(图2.35):

(1)左侧腋窝、后下纵隔胸主动脉后方、左侧膈肌脚及心膈角、肝尾叶旁、胰体后方及胰尾前方、左肾门前方多发淋巴结肿大,FDG代谢增高,考虑淋巴瘤。

(2)脾脏内类圆形稍低密度影,脾门区团块状软组织密度影并胰腺尾部分界不清,FDG代谢增高,考虑淋巴瘤浸润。

(3)左侧后下胸膜多处软组织增厚影,FDG代谢增高,考虑淋巴瘤浸润。

根据影像学检查结果,考虑胡大哥可能患了淋巴瘤,随后完善左腋窝淋巴结切除活检。术后病理回示:弥漫大B细胞淋巴瘤(non-GCB型)。完善FISH"三打击"检测,均阴性。完善骨髓穿刺进一步明确分期,骨髓未见淋巴瘤细胞侵犯。送检二代基因测序检测做预后危险度预测及分子分型,检测到EZH2基因一级变异。胡大哥被诊断为弥漫大B细胞淋巴瘤(non-GCB型),分期ⅣA期,IPI评分4分(高危),CNS-IPI评分4分(高危)。2023年2月24日,胡大哥开始第1个疗程的利妥昔单抗+CHOPE方案(环磷酰胺+多柔比星+长春地辛+地塞米松+依托泊苷)靶向联合化疗。第1个疗程治疗结束后,胡大哥腹痛症状明显好转,可坐立、行走,饮食也得到了恢复。3个疗程治疗后,2023年5月18日胡大哥复查PET/CT检查提示(图2.36):病灶经治疗后活性明显受抑,多维尔评分2分,中期疗效评估达到完全缓解。胡大哥为了得到更好的治疗效果,听取了医生的建议,同意进行自体造血干细胞移植。在原治疗方案化疗后,医生为胡大哥成功采集了足量的自体外周血造血干细胞,期间胡大哥并没有表现出明显的治疗相关毒副反应,并于2023年7月25日进行自体造血干细胞移植,造血重建顺利出仓,移植成功。目前,胡大哥一般状态良好,身体恢复较理想。

2.病例解析——弥漫大B细胞淋巴瘤

上述病例中,胡大哥所患的"弥漫大B细胞淋巴瘤"是非霍奇金淋巴瘤中最常见的病理亚型,占比30%~40%。临床上大多数患者是因为发现无痛性、进行性淋巴结肿大或因肿大淋巴结引起相应压迫症状(如疼痛、胸闷、呼吸困难、消化道梗阻等)而就诊,也有部分患者表现为淋巴结以外的器官及组织受累。病理检查是其诊断的"金标准",当确诊为弥漫大B细胞淋巴瘤后,临床医生会进一步对患者进行影像学、细胞遗传学、分子生物学等检查,这是为了明确患者的分期、分型、预后危险度分层,以做到个体化精准诊疗。目前,对于初治的弥漫大B细胞淋巴瘤,经典治疗框架是6个疗程R-CHOP+2个疗程利妥昔单抗,并根据患者的年龄、预后评分、剂量增加方案

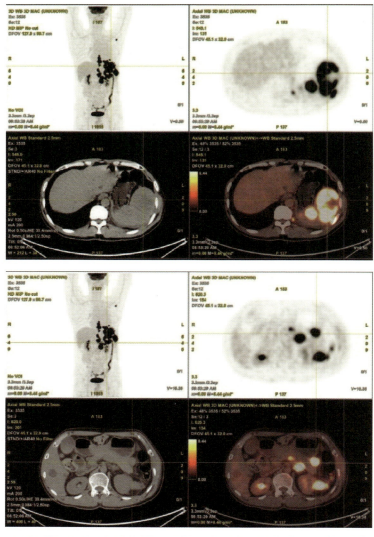

（上图：脾脏内考虑淋巴瘤浸润；下图：腹腔腹膜后多发淋巴结肿大，考虑淋巴瘤）

图2.35　患者初次PET/CT检查结果

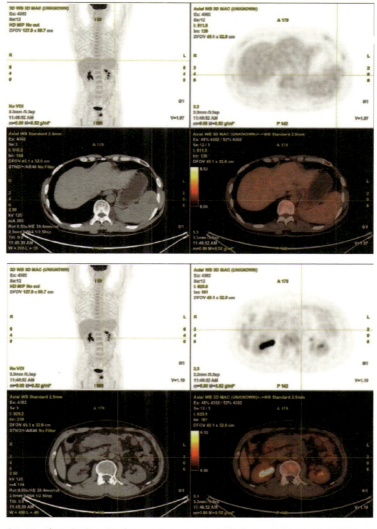

（上图：脾脏内病灶较前明显缩小，FDG代谢降低；下图：腹腔腹膜后肿大淋巴结数量明显减少，FDG代谢降低）

图2.36 患者治疗后中期疗效评估PET/CT检查结果

的可行性以及分子遗传学特征进行分层治疗。弥漫大B细胞淋巴瘤是一种潜在可治愈性肿瘤,约2/3的患者在初始治疗后可实现治愈,临床上只要条件允许都应尽可能以治愈为目标。即使是不可治愈的病例,采取积极有效的治疗也可延长患者的生命,提高其生活质量。R-CHOP的标准方案不适用于高危及特殊分子亚型的患者,这类患者在一线治疗后仍可能出现复发或耐药。近年来,随着新药的不断涌现,如免疫调节剂、BTK抑制剂、ADC药物(维泊妥珠单抗)、BCL2抑制剂、表观遗传药物、PD-1单抗等,联合化疗可明显提高部分患者的缓解率。对于年轻、身体强壮的晚期、高危患者,一线自体造血干细胞移植巩固治疗可明显降低疾病复发风险并改善预后。像胡大哥这样,年轻的高危患者,在前期诱导化疗达到完全缓解后,接受自体造血干细胞移植巩固治疗有望实现治愈。

对于复发和(或)难治的患者,CAR-T、CD19单抗等也展现出很好的治疗前景。该病提倡早发现、早诊断、早治疗,并强调治疗的足疗程及规范化。因此,当发现自己有淋巴瘤相关症状及表现时,应加以警惕并及时就诊。

2.17.2 一例慢性淋巴细胞白血病患者的临床诊疗

1.被"冻住"的血液究竟是什么病

70岁的汪大爷从去年冬天开始,每逢气温降低都会出现耳朵、双手、鼻尖、面颊由红变紫,双手手指发麻不能活动,回到室内或取暖后则可渐渐恢复正常,症状缓解。近2个月,汪大爷乏力明显,特别是爬楼梯或步行一小段路后就有心悸的症状,伴有盗汗、食欲减退,体重也减轻了近6 kg。为明确诊断,汪大爷前往陆军军医大学第二附属医院就诊。抽血检查时,护士发现汪大爷的血一抽出来就像细砂一样凝固了(图2.37、图2.38),血常规检测机器报警,检验科考虑可能出现了冷凝集现象。在37 ℃水浴箱复温后,被"冻住"的血液标本又恢复了流动。复测两次后,最终血常规报告显示:白细胞13.9×10⁹/L,血小板330.0×10⁹/L,血红蛋白61 g/L,且备注"冷凝集已纠正"。

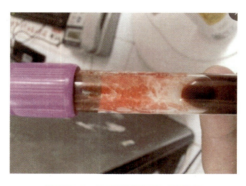

图2.37　血液出现细砂样凝固

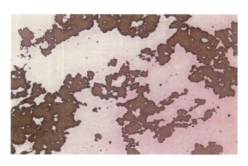

图2.38　外周血涂片可见红细胞凝固及溶血现象

进一步检查显示,汪大爷胆红素明显升高,且以间接胆红素升高为主;乳酸脱氢酶明显升高;免疫球蛋白IgM异常升高,血免疫固定电泳显示IgM沉积;直接抗人球蛋白试验阳性;骨髓穿刺及骨髓活检提示外周B细胞淋巴瘤;骨髓流式细胞术检查提示CD5⁺CD10⁻单克隆B细胞,免疫表型符合CLL;骨髓FISH检测提示IgH扩增阳性,CCND1阴性;PET/CT检查未见放射性摄取异常增高灶;腹部彩超提示脾大;CLL-NGS未检测到高危基因突变,IGHV未突变。最终,汪大爷被诊断为慢性淋巴细胞白血病,Binet-C期,Rai-Ⅲ期,高危组,伴冷凝集素综合征、自身免疫性溶血性贫血。医生为汪大爷制订了BR(利妥昔单抗+苯达莫司汀)免疫化疗+BTK抑制剂(奥布替尼)靶向治疗的个体化有限疗程治疗方案,汪大爷经过3个疗程治疗后血红蛋白上升至90 g/L,冷凝集现象得到改善。

2.什么是冷凝集素综合征

冷凝集素综合征是冷抗体型自身免疫性溶血性贫血中的一种重要类型,其临床表现为冷凝集素介导的溶血性贫血及周围循环症状,周围循环症状可表现为耳廓、鼻尖、手指遇到寒冷空气或低温后出现青紫色,而升温后恢复正常肤色。冷凝集素综合征的诊断主要依靠典型的临床表现、溶血相关指标和原发病证据(淋巴结活检、骨髓活检、骨髓流式细胞术检查等)。冷凝集素综合征的治疗包括药物治疗和支持治疗两个方面。继发性冷凝集素综合征患者在明确原发病后应积极控制原发病。针对产生冷凝集素的B细胞的治疗手段可快速控制症状,CD20单抗(如美罗华等)联合苯达莫司汀的靶向联合治疗方案是针对有症状患者的推荐方案。补体抑制剂治疗起效快,可用于急性溶血,需要长期维持治疗,但无法改善红细胞凝集所致的周围循环症状。支持治疗包括保温和避免低温环境。

3.慢性淋巴细胞白血病的治疗

慢性淋巴细胞白血病(chronic lymphocytic leukemia,CLL)是一种起源于成熟B细胞的血液系统恶性肿瘤,以男性为高发人群,主要集中在61~70岁。我国已进入老龄化社会,随着CLL的发病率逐年上升,该病已经成为我国中老年人群常见的恶性肿瘤。CLL早期无症状,仅在体检时偶然发现白细胞和(或)淋巴细胞异常增高。少数患者以贫血为主要症状就诊,可合并溶血性贫血及冷凝集素综合征。CLL目前仍是一种无法治愈的慢性肿瘤。该病的临床异质性很大,并不是确诊后就需要立即治疗,部分患者可采取观察等待,需要定期门诊复查,生存期非常长;而另一部分患者病情进展较快,甚至出现侵袭性淋巴瘤的特征,生存期较短。患者是否需要启动治疗是由血液专科医生严格把握的。做好规范随访及危险度预后分层对CLL患者尤为重要。在治疗方面,CLL患者可以选择新型靶向药物(BTK抑制剂)、免疫化疗等方案,年轻、高危的患者也可以选择相互联合的有限疗程治疗方案。像汪大爷这样,出现了冷凝集素综合征及溶血性贫血,伴有明显的盗汗、体重下降超过自身体重的10%,具备了CLL的治疗指征,因此启动治疗。通过免疫化疗联合BTK抑制剂的靶向治疗，汪大爷的贫血症状得到改善，冷凝集素综合征也得到了控制。

2.17.3　一例外周T细胞淋巴瘤患者的临床诊疗

1."结核"竟然是伪装的淋巴瘤

52岁的李先生，于2016年10月出差后出现四肢散在红色皮疹伴瘙痒。当地医院皮肤科考虑"湿疹"，给予止痒等对症治疗后，瘙痒症状稍好转但仍有散发皮疹。1个月后，李先生无意间发现左侧颈部有一个肿大包块，未觉疼痛，在当地诊所输注"消炎药"后包块稍微缩小，未引起重视。后来，李先生逐渐出现全身无力，夜间盗汗明显，3个月体重减轻将近10 kg。于是，他前往当地医院就诊。2017年2月，他接受了左侧颈部淋巴结活检，病理提示肉芽肿性炎。鉴于他20年前曾患过肺结核，结合淋巴结病理结果，医院考虑"淋巴结结核"，开始抗痨治疗后，李先生颈部淋巴结却逐渐增大，乏力、盗汗的症状没有好转，皮疹也逐渐增多。李先生遂于2017年5月到陆军军医大学第二附属医院肿瘤科就诊，完善PET/CT检查示：双侧颈部、颌下、腋窝、纵隔、腹腔及腹膜后、盆腔及腹股沟多发淋巴结肿大，考虑淋巴瘤可能性大。2017年5月和6月，李先生先后接受了左侧腹股沟淋巴结及左侧颈部淋巴结活检（图2.39），两次病理均提示：慢性肉芽肿性炎。李先生先后就诊于感染科、皮肤科，结核相关检查阴性，皮肤活检也没有发现问题。2017年8月，李先生发现左耳后有肿大包块，遂于2017

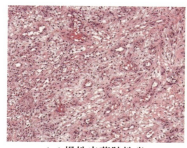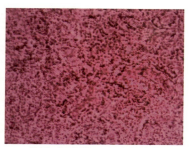

（a）慢性肉芽肿性炎　　　（b）外周T细胞淋巴瘤（非特制型）

图2.39　淋巴结活检

年9月接受了左耳后淋巴结活检,病理回示:左耳后淋巴结外周T细胞淋巴瘤-非特指型。历经大半年,李先生终于得到了明确的诊断,到血液科住院,被诊断为外周T细胞淋巴瘤-非特指型。

2017年10月23日,予以CHOP方案化疗2个疗程、CHOPE方案化疗1个疗程,化疗后颈部、腋窝、腹股沟淋巴结缩小,但左侧颌下肿大淋巴结变化不大。第4个疗程更换为GDP方案化疗。4疗程后复查PET/CT检查示:

（1）与2017年10月23日PET/CT检查的显像比较,淋巴结明显缩小,活性减低。

（2）中期疗效评估为完全缓解。

再次予以GDP方案化疗,而后进行自体造血干细胞采集和移植,移植后造血重建,顺利出仓。移植3个月后,PET/CT检查提示完全缓解,加用西达本胺维持治疗2年。目前,李先生一般情况可,维持治疗已停止,病情持续缓解中。

2.外周 T 细胞淋巴瘤的诊治要点

通过这例外周 T 细胞淋巴瘤病例，我们体会到以下几点：

（1）淋巴瘤在临床上可以表现得很不典型且复杂。淋巴结肿大为淋巴瘤最常见的临床表现。淋巴瘤侵犯淋巴结以外器官时，可出现相应器官受累的相关症状；侵犯胃肠道时，可出现腹痛、呕吐、腹泻甚至"吐血""黑大便"等；侵犯肝脏、脾脏等导致肝脾肿大时，可出现腹胀、腹痛甚至"腹水"等。淋巴瘤的皮肤表现也较为常见，包括皮肤包块、溃疡、皮疹、瘙痒、皮肤干燥等。乏力、消瘦、盗汗、发热等全身症状也较为常见。李先生最初是以皮疹伴瘙痒起病，后来出现淋巴结肿大、乏力、消瘦、盗汗，起初怀疑"结核"，多次进行淋巴结活检后才被诊断为淋巴瘤。因此当我们出现不明原因的乏力、消瘦、盗汗时，需要高度警惕，及时就诊。

（2）李先生经过多次淋巴结活检，最终才确诊为淋巴瘤，诊断过程比较曲折。部分淋巴瘤患者最初可能"误诊"为淋巴结结核，但两者是完全不同的疾病。淋巴结结核是由结核分枝杆菌侵入淋巴结所引起的病变，可表现为淋巴结肿大、乏力、低热、盗汗等症状，常发生于儿童、青少年及老年人，抗结核治疗往往可以取得比较好的效果。在病理上，其典型特征为"结核性肉芽肿"。而淋巴瘤是一种起源于淋巴造血系统的恶性肿瘤，可以发生于各个年龄段。淋巴结活检是鉴别两者的重要手段，但对于部分疑难病例，可能需要多次病理活检才能明确诊断。

（3）外周T细胞淋巴瘤是一组高度异质性疾病，涵盖多个病理亚型，除ALK阳性的间变大T细胞淋巴瘤亚型外，其余亚型均预后不良，CHOP方案对此大类淋巴瘤的治疗效果有限，目前仍无标准治疗方案，有必要探索更加有效的方案。目前，靶向CD30的抗体偶联药物维布妥昔单抗（BV）、表观遗传药物（西达本胺、阿扎胞苷）在外周T细胞淋巴瘤的一些亚型中应用，取得了较好的疗效。BV单药治疗已被证实对复发难治性CD30阳性的皮肤T细胞淋巴瘤患者有效且耐受性良好。BV在复发难治性外周T细胞淋巴瘤中也显示出显著的活性。临床研究表明，BV+CHP方案可作为CD30阳性的外周T细胞淋巴瘤患者的一线治疗选择，相较于CHOP方案，显示出更优越的无进展生存期和总生存期。一项Ⅱ期临床试验也证实了西达本胺对复发难治性外周T细胞淋巴瘤患者有效且安全。虽缺乏大样本量前瞻性随机对照研究来证实自体造血干细胞移植在外周T细胞淋巴瘤一线巩固治疗中的地位，但单臂研究或前瞻性对照研究均提示自体造血干细胞移植可以改善部分高危、晚期患者的生存状况。

2.17.4 一例原发性中枢神经系统淋巴瘤患者的临床诊疗

1. 不寻常的脑部肿瘤

62岁的李大叔在2019年10月初出现言语含糊、吐词不清和上肢无力，到当地医院神经内科门诊就诊。头颅MRI检查提示：左侧颞叶占位性病变。李大叔遂入住我院神经外科，

PET/CT 检查示(图 2.40):左额叶团块影,PDG 代谢增高,考虑肿瘤,建议活检。2019 年 10 月 31 日,李大叔在全麻下行"左脑肿瘤切除术",手术后他还出现了行走困难。术后 1 周病理结果回示:左侧颞顶叶占位弥漫大 B 细胞淋巴瘤(non-GCB 型)。

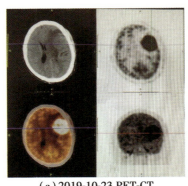 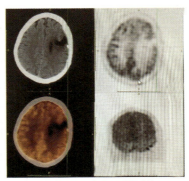

(a)2019-10-23 PET-CT
检查示左额叶团块影

(b)2020-05-28 PET-CT
检查示病灶消失

图2.40　PET/CT检查

李大叔在 2019 年 11 月 12 日转入血液科进一步治疗。完善相关检查后,他被诊断为:原发性中枢神经系统淋巴瘤,弥漫大 B 细胞淋巴瘤(non-GCB 型),IELSG 评分 2 分(中危),MSKCC 评分 3 分(高危)。2019 年 11 月 13 日,他开始接受利妥昔单抗+大剂量甲氨蝶呤方案化疗。化疗后,李大叔的语言逐渐清晰,四肢无力逐渐好转。4 个疗程化疗后,复查头颅 MRI 及 PET/CT 检查提示病灶完全消失。医生建议他后续进行自体造血干细胞移植或全颅脑放疗巩固治疗。考虑到全颅脑放疗可能导致认知障碍、记忆力减退等神经毒性,李大叔和家属最终选择进行自体造血干细胞移植巩固治疗,并顺利采集到足够数量自体外周血干细胞。6个疗程化疗后,他接受了自体外周血干细胞移植巩固治疗。移植后3个月,复查头颅MRI检查提示疾病持续完全缓解。为了预防复发,经医患沟通,李大叔开始口服BTK抑制剂,后续在血液科门诊定期随访,目前疾病持续缓解中。

2. 中枢神经系统淋巴瘤的诊治现状

原发性中枢神经系统淋巴瘤是指原发于脑、脊髓、眼或软脑膜并且没有其他系统受累的侵袭性非霍奇金淋巴瘤,是一种少见的结外淋巴瘤类型。在临床表现上,原发性中枢神经系统淋巴瘤没有特异性,60%的患者可能表现为认知障碍、运动障碍,30%的患者可能有视觉异常,20%的患者可能出现癫痫发作,这些症状很容易与我们常见的"脑梗"相混淆,因此很多患者最开始会到神经内科、神经外科就诊。在诊断方面,病变部位的病理活检仍是目前诊断的唯一标准,立体定向穿刺活检相较于开颅手术创伤性更小,目前也是中枢神经系统淋巴瘤诊断的"金标准"。在病理类型上,90%以上的原发性中枢神经系统淋巴瘤是弥漫大B细胞淋巴瘤。在治疗上,目前还没有标准治疗方案,最常用的方案是以大剂量甲氨蝶呤为基础的化疗诱导治疗,而后联合自体造血干细胞移植或者全颅脑放疗,但整体预后相较于非中枢神经系统淋巴瘤要差很多。近年来,随着新型靶向药物(如BTK抑制剂、免疫调节剂等)、CAR-T的研发和使用,中枢神经系统淋巴瘤的疗效得到了一定程度的提高,未来希望能够进一步攻克这种疾病。

2.17.5 "天价抗癌神药"CAR-T是怎么用的

随着CAR-T在医疗领域的成熟和广泛社会宣传,许多"求医心切"的患者及广大群众都非常关注这个所谓的"天价抗癌神药"。今天我们结合具体实例来跟大家分享一下CAR-T治疗的情况。

来自重庆的茅老师在2020年12月不明原因出现频繁"打嗝""放屁"和"肚皮不舒服",随后半年的辗转求医之路都没能明确诊断。他日渐消瘦,并反复发作腹痛和便血,直至2021年6月8日才在某家三甲医院消化科经口咽部病变组织活检病理提示"弥漫大B细胞淋巴瘤"。然而此时的茅老师已经被淋巴瘤折磨得形容枯槁,达到我们专业术语所指的"恶病质"(癌症终末期表现),可以说生命危在旦夕。2021年6月17日,他多方打听后就诊于陆军军医大学第二附属医院血液科。俗话说"留得青山在不愁没柴烧",我们首先针对茅老师的身体情况制订了严密的支持治疗和减瘤治疗方案;初步好转后,完善PET/CT检查及骨髓穿刺检查、三打击检测及肿瘤组织二代测序等精准评估,诊断为"弥漫大B细胞淋巴瘤(non-GCB型),Ⅳ期B组,分子分型ST2"。诊断过程曲曲折折,治疗过程坎坎坷坷。茅老师先后接受了多达五线的免疫化疗,但淋巴瘤表现为复发难治状态;更加不可思议的是,他体内淋巴瘤上面的CD20这种重要的"肿瘤标签"因多次化疗而丢失,也就是说,咱们治疗B细胞淋巴瘤非常重要的药物利妥昔单抗没用啦——足见淋巴瘤的可怕和狡诈。在一筹莫展之际,Tafasitamab(CD19

单抗)登陆海南瑞金博鳌医院,陆军军医大学第二附属医院血液病专家们讨论后,为命途多舛的茅老师争取到了全亚洲第一剂 Tafasitamab 的使用。幸运的是,经过3个疗程的 Tafasitamab 治疗后,PET/CT检查的疗效评估达到了 CMR(完全代谢缓解);然而颇为遗憾的是,茅老师未能成功采集足够的外周血干细胞进行自体移植。

2023年1月下旬,茅老师的症状和腹部增强CT检查再次拉响警报——淋巴瘤复发。此时此刻,留给医生的武器不多了。陆军军医大学第二附属医院血液病专家们再次深入讨论,并与茅老师及其家属充分沟通,最终决定为他启动CAR-T治疗。经过紧锣密鼓的多方筹措,茅老师进行了外周血淋巴细胞分离采集并送往公司进行CAR-T细胞制备;等待期间,我们设计了 ADC 药物 Pola 单抗+苯达莫司汀的免疫化疗方案进行桥接治疗。

2023年6月下旬,茅老师终于接受了CD19 CAR-T细胞回输,随后次第经历了 CRS 和 ICANS 以及持续的全血细胞减少和重症感染等并发症,几经波折,最终康复出院。

那么问题来了。

(1)茅老师接受的CAR-T治疗到底是什么?

CAR-T就是嵌合抗原受体T细胞免疫治疗。通俗点描述一下就是,我们人类的免疫系统中天然存在一群T细胞,它们自带杀伤癌症的本事,但是没想到在癌症发生的过程中,这些家伙被癌症的"猪油蒙了心",找不到也抓不住肿瘤了;后来,科学家发现了这个现象,便将癌症患者体内的这群T细胞提取出来,重新装上导航系统(识别肿瘤上存在的靶标),同时进一步武装(提升癌症杀伤力)这群T细胞。通过这种严苛训练(细胞改造),这些T细胞战士(CAR-T细胞)被再次送返战场(回输到患者体内)。这个过程就是目前治疗肿瘤的新型高效精准靶向疗法——CAR-T。

(2)CAR-T是不是什么情况都能用?

相较于传统的肿瘤治疗方式,目前CAR-T确实具有比较理想的效果和较低的副作用。但是我们不难看出,茅老师是在经历了多种方案化疗无效后,通过医护患沟通治疗方案,最终选择了CAR-T这种方式。

首先,从价格角度来看,目前国内已上市的CAR-T产品确实是百万级的;尽管部分CAR-T还处于临床试验阶段,但是临床研究的审批和入组越来越严格,说白了就是要考虑"患者病情是否合适"。

其次,从目前国内外已经审批上市产品来看,目前商业化CAR-T的适应证主要集中在:

①复发的急性B淋巴细胞白血病(经过治疗缓解后再次发作),或难治的急性B淋巴细胞白血病(使用其他抗白血病治疗后病情没有缓解的)。

②两种或两种以上方法治疗失败的大B细胞非霍奇金淋巴瘤。

③CD19阳性的复发难治性恶性淋巴瘤。

④CD19治疗失败、CD22阳性的急性淋巴细胞白血病。

⑤三种方法治疗失败的复发难治性多发性骨髓瘤。

这里有3个重要信息：这些适应证都是血液系统癌症（急性淋巴细胞白血病、B细胞淋巴瘤以及多发性骨髓瘤），都是复发难治的患者，且需要具有相关CAR-T靶点。

总而言之，不是复发难治性血液系统癌症就莫胡思乱想了。当然，随着CAR-T的不断研发，我们期待它在其他领域也能获得突破性进展。

（3）大家肯定会好奇，茅老师是如何接受CAR-T治疗的？

一般CAR-T的治疗流程如下：

①分离T细胞：通过外周血细胞分离机从肿瘤患者血液中分离出单个核细胞，然后通过冷链送往公司专门车间纯化T细胞。

②改造T细胞：用基因工程技术把含有能识别肿瘤且激活T细胞的嵌合抗原受体的病毒载体转入上述T细胞，这就产生了CAR-T细胞。

③扩增CAR-T细胞：在体外专业实验室培养并扩增上述改造后的CAR-T细胞。

④回输CAR-T细胞：把扩增好的CAR-T细胞通过静脉回输到患者体内，开始进行肿瘤细胞免疫治疗。通常我们根据患者的体重计算，一般患者需要回输的细胞数为2.0×10^6/kg。已经有大量研究证实，细胞数过多是危险的，过少是不够的。

⑤监控反应：持续严密观察患者输注后的身体反应。尽管抑制副作用的药物和方法已经非常成熟，但是CAR-T的副作用绝不可小觑，患者仍然有可能发生剧烈的不良反应。

⑥监控CAR-T细胞增殖：通过CAR-T细胞上的一些标记，用对应抗体和流式分析仪来检测CAR-T细胞在体内的存活情况，这样医生能够心里有数。

⑦评估治疗效果：多在回输CAR-T细胞后第15天和第30天评估对原发病的治疗效果。

以上步骤疗程通常持续20～30天，但存在个体差异。实际的采集细胞后操作时间轴如图2.41所示。

（4）CAR-T是不是真的那么"神"？没有副作用？

不，千万不要吹过头了。我们可以看到茅老师是艰难而幸运地熬过了CAR-T的主要并发症。

目前非常明确，CAR-T可能有严重不良反应，如果处理不

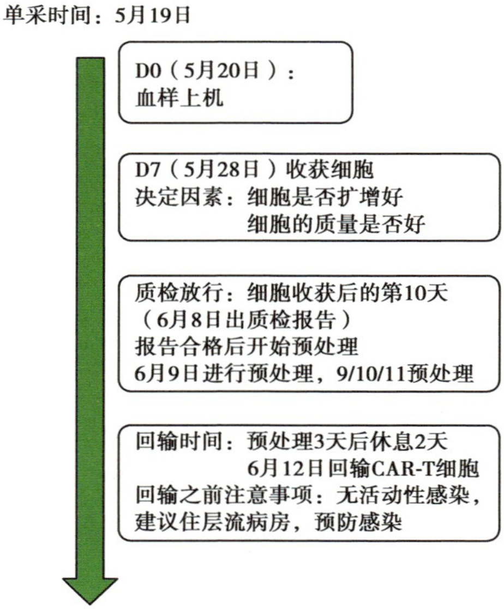

单采时间：5月19日

D0（5月20日）：
血样上机

D7（5月28日）收获细胞
决定因素：细胞是否扩增好
　　　　　细胞的质量是否好

质检放行：细胞收获后的第10天
（6月8日出质检报告）
报告合格后开始预处理
6月9日进行预处理，9/10/11预处理

回输时间：预处理3天后休息2天
　　　　　6月12日回输CAR-T细胞
回输之前注意事项：无活动性感染，
建议住层流病房，预防感染

图2.41　实际的采集细胞后操作时间轴

及时可能会危及生命。因此,在输注CAR-T细胞后,必须进行严密监测。重要的不良反应通常包括细胞因子释放综合征(cytokine release syndrome,CRS)和免疫效应细胞相关神经毒性综合征(immune effector cell-associated neurotoxicity syndrome,ICANS)。CRS的发生原因是大量CAR-T细胞输入体内,导致免疫系统被激活,释放大量炎性细胞因子,从而使人体产生严重不良反应。该综合征的临床表现包括:高烧、发冷、恶心、疲劳、肌肉疼痛、毛细血管渗漏、全身水肿、皮肤潮红、低血压、少尿、心动过速、心功能不全、呼吸困难、呼吸衰竭、肝功能衰竭、肾功能损害等。ICANS也就是神经毒性,其临床表现包括头痛、语言的部分能力丧失、反应迟钝、癫痫发作、昏迷等,严重时可能因脑水肿导致死亡。另外,CAR-T治疗后患者感染甚至重症感染的风险都会更高,因为CAR-T细胞不可避免地杀

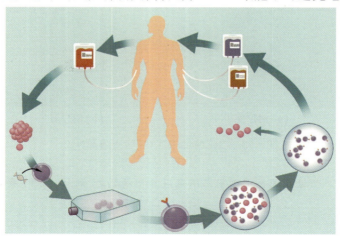

图2.42　CAR-T的全流程步骤

死了部分有助于对抗细菌的正常 B 细胞；还可能出现延迟的血细胞减少症，也就是造血系统受到不同程度的抑制。

CAR-T 的全流程步骤如图 2.42 所示。

最后，我们来对比下茅老师的 PET/CT 检查结果（图 2.43），CAR-T 治疗前（左）和治疗后（右），肚子上的"黑粑粑"（淋巴瘤病灶）大幅度减少啦。

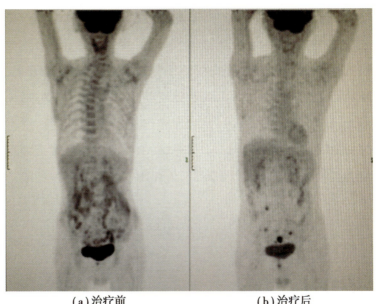

(a) 治疗前 　　　　　　　　　 (b) 治疗后

图 2.43　治疗前后 PET/CT 检查结果对比

（陆军军医大学第二附属医院　杨涵善，刘波，周沙，董松）

第三章

多发性骨髓瘤的诊断

3.1　基本概念

3.1.1　什么是骨髓

　　骨髓是骨头内部的软组织，由造血组织、脂肪和支持造血组织的"土壤"（间质细胞）组成（图3.1），人体内最柔软的造血系统就这样被坚硬的骨骼保护起来。骨髓分为红骨髓和黄骨髓，红骨髓含有造血干细胞和各个分化阶段的血细胞，而黄骨髓主要由脂肪组成，不具备造血能力。人体骨髓是动态变化的，在5岁之前，人体的骨髓几乎全为红骨髓。而到成人时期，人体的红骨髓只存在于脊椎骨、髂骨（俗称"胯骨"）等中轴骨内，四肢的骨髓腔已转变为黄骨髓。当我们发现严重的血液异常时，就要回到骨髓寻找血常规异常的原因，这时候就需要做骨髓穿刺，取一段长1 cm左右，直径2 mm左右的骨髓组织，抽取少量骨髓液，在显微镜下观察造血组织是否存在异常。

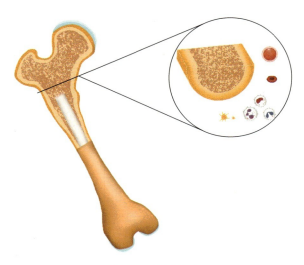

图 3.1　骨和骨髓

3.1.2　什么是浆细胞

　　浆细胞是体内免疫细胞（B 细胞）生长发育的终末阶段,它们长期存活于骨髓中(图 3.2)。浆细胞的主要功能是产生免

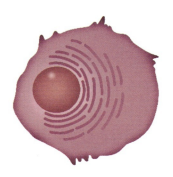

图 3.2　浆细胞

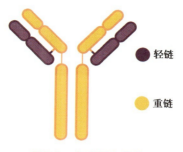

图3.3　免疫蛋白结构

疫球蛋白,也就是抗体。抗体的结构如图3.3所示,像一个"丫"字。每个抗体分子都由2条重链和2条轻链构成,重链包括γ、α、δ、ε、μ,共5种类型,分别对应IgG、IgA、IgD、IgE和IgM5种类型的抗体;轻链包括λ和κ,共2种类型。当外界抗原(如细菌、病毒、真菌、寄生虫等)入侵时,抗体会"吃掉"抗原,从而达到保护机体的作用,这个过程被称为体液免疫。一种浆细胞只能产生一种抗体,针对性地识别一种"敌人"。由于正常人体中的浆细胞具有丰富的多样性,产生的抗体也是多样的,这种多样性被称为"多克隆"抗体。抗体的多样性越丰富,就越能保证我们的身体在面对多种多样的"敌人"入侵时有足够的抗体储备。

3.1.3　什么是M蛋白

前面我们提到正常人的浆细胞具有多样性,而在疾病状态下,体内会有一种异常的浆细胞"鹤立鸡群"式增殖,只分泌一种免疫球蛋白,此类免疫球蛋白被称为单克隆(monoclonal)

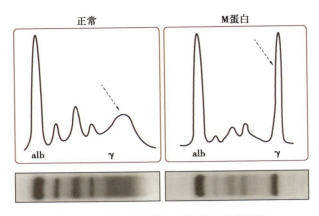

图3.4　正常血清蛋白电泳和M蛋白电泳

免疫球蛋白,简称"M蛋白"(图3.4)。M蛋白根据轻链和重链的不同组合进行分类,有时异常的浆细胞只产生重链或只产生轻链,如表3.1所示。目前临床上的一些血液检查项目如血清蛋白电泳、血清免疫固定电泳、血清游离轻链等可用于M蛋白的筛查。M蛋白的存在本身就说明体内可能存在异常的浆细胞。而M蛋白本身也会在体内"不老实",可能沉积在组织

表3.1　M蛋白类型

类型	κ	λ	仅有重链
γ	IgG-κ	IgG-λ	γ
α	IgA-κ	IgA-λ	α
δ	IgD-κ	IgD-λ	δ
ε	IgE-κ	IgE-λ	ε
μ	IgM-κ	IgM-λ	μ
仅有轻链	κ	λ	—

器官内,也可能诱发免疫反应,导致组织器官损伤。此外,异常的浆细胞还能影响正常的造血功能,造成贫血、白细胞减少、血小板减少。因此,一旦发现M蛋白,需要及时就诊,做进一步的化验和检查,以明确M蛋白及其产生的浆细胞的潜在危害。

3.1.4　什么是浆细胞瘤

　　浆细胞瘤是由异常增殖的浆细胞形成的软组织肿瘤,可以发生在骨骼内,也可以发生在骨骼以外的部位(图3.5)。孤立性浆细胞瘤指的是孤零零的一个浆细胞瘤(最多不超过两个),只生长在骨髓以外,也就是说,骨髓内没有异常浆细胞

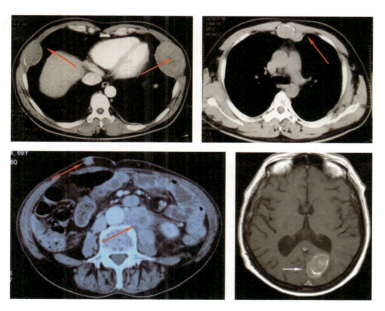

图3.5　不同位置的浆细胞瘤

（＜10%），而且这些浆细胞还没有对全身其他器官造成影响，如贫血、高钙血症、肾功能不全、骨破坏等。部分多发性骨髓瘤患者也可继发浆细胞瘤，这时候问题就比较严重，不仅骨髓里有浆细胞（≥10%），而且这些浆细胞已经影响到骨骼或骨骼外的组织，形成浆细胞瘤。浆细胞瘤可形成占位性团块，侵犯骨骼或软组织，引起相应组织器官的损害。

（中国医学科学院肿瘤医院　曹欣欣，

北京协和医院　高学敏）

3.2　多发性骨髓瘤的癌前病变：MGUS 和 SMM

3.2.1　意义未明的单克隆丙种球蛋白血症

在上一节中，我们了解了 M 蛋白的定义，即在病理状态下，体内的一群"不好的"浆细胞不断增殖，持续分泌出单一类型的蛋白。那是不是只要发现 M 蛋白就意味着生病了，需要治疗呢？

实际上，如果血液中仅存在 M 蛋白，但是没造成任何临床表现或其他器官异常，这种没有进展为血液肿瘤的情况只是一种癌前状态。我们称之为意义未明的单克隆丙种球蛋白血症（monoclonal gammopathy of undetermined significance，MGUS），所谓"意义未明"是指目前无法预测其未来是不是会进展为肿瘤，也有可能终身不进展。MGUS 患者的骨髓中浆细胞增多，

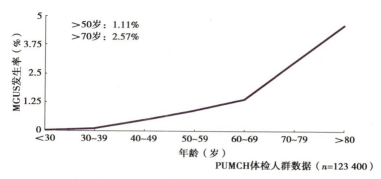

图3.6 北京协和医院MGUS发病率

分泌出M蛋白,释放到外周血中,但这种M蛋白往往不多,并未造成任何的器官损伤,患者往往没有症状,经常是体检发现。MGUS在50岁以上人群中的发生率约为3%,在70岁以上人群中的发生率约为5%(图3.6)。随着人们对体检意识的提高,发现M蛋白的可能性也在增加。发现M蛋白不要惊慌,建议前往血液内科进行全面评估,多数M蛋白不会进展成恶性肿瘤。

如何确定浆细胞的数量、M蛋白的数量以及有没有造成器官损伤呢? 医生会开具一些检查,举例如下。

(1)实验室检查:血常规、尿常规、肝肾功能、24小时尿蛋白、β_2-微球蛋白、血清蛋白电泳(serum protein electrophoresis,SPEP)、血清免疫固定电泳(serum immunofixation electrophoresis,sIFE)、尿免疫固定电泳(urine immunofixation electrophoresis,uIFE)、血清游离轻链(serum free light chain,sFLC)。

(2)骨髓检查:骨髓涂片、骨髓活检,必要时还需要进行骨髓流式细胞术检查及荧光原位杂交。

（3）影像学检查：全身X线检查、胸腹盆CT检查、全身MRI检查、PET/CT检查。

医生会根据M蛋白的类型、M蛋白的数量、骨髓中浆细胞的数量以及其他器官的功能状态来评估，从而判断是否为MGUS。

目前国内外研究均表明，MGUS不是癌症或肿瘤。但每年约有1%的MGUS患者会发展为多发性骨髓瘤或淋巴瘤等血液系统恶性疾病；约1/5的患者最终会进展为血液肿瘤。因此对于MGUS患者而言，虽然无需任何治疗，但需要规律随诊，定期复查。MGUS患者也会被分为"三六九等"，这也就是所谓的危险分层，目前国内外均采用美国梅奥诊所模型来判断MGUS进展为恶性疾病的危险程度。这一模型考虑以下3个危险因素：血清M蛋白≥15 g/L；非IgG型M蛋白；血清游离轻链比值异常（游离轻链κ/λ比值＜0.26或＞1.65）。根据存在的危险因素数量（0~3个），患者被分为低危组、低中危组、中高危组和高危组，其20年内进展为多发性骨髓瘤的风险分别为5%、21%、37%和58%（图3.7）。危险因素越多，进展为多发性骨髓瘤的风险就越高，因此我们需要密切监测。

对于低危组患者，建议每6个月复查1次M蛋白的数量（血清蛋白电泳），若一直稳定，可每1~2年复查1次。中高危组患者则需要在确诊后每6个月复查血常规、肝肾功能和血清蛋白电泳，若稳定则每年复查1次。

MGUS患者需要关注自己的症状变化，有些症状可能预示着疾病进展。一旦出现以下状况，请及时就诊：新出现的骨

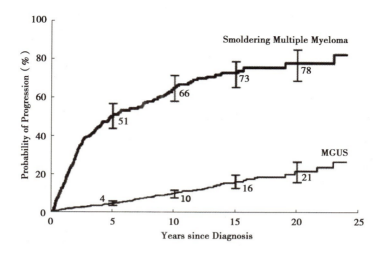

图3.7　MGUS和SMM进展为多发性骨髓瘤的风险

痛,或骨痛程度较前加剧;乏力较前加重;发热;夜间盗汗;头
痛或眩晕;体重短时间内明显下降;视物模糊或听力下降;胸
背部、下肢麻木无力;尿中泡沫增多,少尿。以上症状可能由
其他原因导致,但仍需要临床医生进行仔细检查,以确保
MGUS尚未进展为恶性疾病。

3.2.2　冒烟型多发性骨髓瘤

　　冒烟型多发性骨髓瘤(smoldering multiple myeloma,SMM)
并不是肿瘤,而是介于MGUS和多发性骨髓瘤之间的一种癌
前状态。所谓"冒烟",就是已有"星星之火",但尚未"燎原"。
与MGUS相比,SMM存在更容易进展为多发性骨髓瘤的风险,
需要更加密切监测。SMM在1年内进展为多发性骨髓瘤的风

险是10%,是MGUS的10倍。

如何通过检查来确定是SMM,而不是MGUS或MM呢?医生会开具一些检查,如果M蛋白的数量比较多,包括血清M蛋白≥30 g/L,尿M蛋白≥500 mg/24 h,骨髓浆细胞比例为10%~60%,而依然没有脏器损害,则提示SMM。不存在脏器损害是SMM和MGUS的共同点,也是它们与多发性骨髓瘤的根本区别。

SMM患者前5年进展为恶性肿瘤的风险为每年10%,在接下来的5年中,进展风险降至每年3%,此后降至每年1%。SMM患者的进展速度因人而异,50%的新诊断SMM患者在前5年内会进展,这些患者更接近于早期多发性骨髓瘤但是无症状。而大约三分之一的SMM患者在诊断后的前10年内不会进展,这些患者可能更接近于MGUS。换言之,随着不断复查,SMM患者进展为MM的概率是越来越低的。

哪些SMM患者更容易进展为多发性骨髓瘤呢?这需要将SMM分成三六九等,也就是危险分层。根据2014年国际骨髓瘤工作组(International Myeloma Working Group,IMWG)的标准,以下三条标准被纳入疾病进展的危险预测模型:血清M蛋白≥20 g/L,骨髓浆细胞比例≥20%,受累/非受累血清游离轻链比≥20。不存在3个危险因素者为低危组;存在1个危险因素者为中危组;存在2个及以上危险因素者为高危组,这三组患者2年内进展为多发性骨髓瘤的风险分别为6%、18%和44%。

SMM是否需要治疗呢?目前中低危组患者暂不推荐治疗,高危组尚无定论,可根据患者意愿进行综合考虑或进入临床试验。虽然有一部分SMM患者将进展为多发性骨髓瘤，但早期治疗是否获益并不确定，而治疗本身的毒性可能影响生活质量，早期治疗可能增加未来药物治疗的耐药性。因此，SMM患者应在门诊规律随诊观察，根据疾病是否进展来综合决定合适的治疗时机。

（北京协和医院　赵浩）

3.3　多发性骨髓瘤的常见临床表现——CRAB

为了方便记忆，我们将多发性骨髓瘤患者最常见的临床表现总结为"CRAB"（螃蟹）。您知道这些字母分别代表的是哪几种表现吗？除此之外，还有哪些症状可能出现呢？

3.3.1　C:高钙血症（hypercalcemia）

缺钙需要补钙，但血液中钙含量过高同样会带来问题。骨髓瘤细胞会不断侵蚀骨骼。在这一过程中，随着骨质的破坏，原本在骨质中的钙离子便被大量释放到血液中，从而引起血液中钙离子浓度升高，即高钙血症（很多老年患者因骨质疏松需要补钙也是这个道理）。大约15%的骨髓瘤患者会出现高钙血症，表现为食欲下降、恶心、呕吐、便秘、尿频、口渴、肌肉无力，严重的高钙血症可能会引起神志不清、嗜睡甚至昏迷。因此，在骨髓瘤尚未得到治疗前，千万不要盲目补钙。

3.3.2　R：肾功能不全（renal insufficiency）

人们常常谈"肾衰"而色变。骨髓瘤细胞会分泌大量的异常蛋白，这些蛋白需要经过肾脏随尿液排出。而肾脏就像人体的"下水道"，如果垃圾太多会造成堵塞。同样的道理，大量的异常蛋白会影响肾脏排泄，进而影响肾功能。除此之外，上文提到的高钙血症也会加重肾功能损伤。约有一半的患者在诊断出骨髓瘤时存在肾功能不全，严重肾功能不全或肾衰竭的患者需要接受肾脏替代（透析）治疗。

3.3.3　A：贫血（anemia）

贫血是血液科患者最常见的表现，而大约60%的骨髓瘤患者在诊断时存在贫血（血红蛋白下降），而几乎所有患者最终都会出现贫血。这是因为骨髓瘤患者的骨髓中异常细胞影响了正常红细胞的生成，同时肾脏也有一部分造血功能，它分泌的促红素（一种促进红细胞生成的激素）不足，就容易导致骨髓瘤患者出现贫血。贫血时，患者通常会表现为面色和口唇苍白、疲劳、头晕和心悸等。

3.3.4　B：骨病（bone disease）

很多健康人都有骨痛的经历，而骨髓瘤患者在诊断时常有背部或胸部的骨痛，要怎么区分这两者呢？骨髓瘤患者全

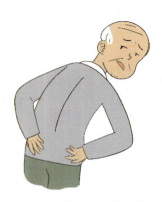

图3.8　骨折后出现驼背

身骨质流失,也可能表现为局部区域的骨质破坏,在X线或CT上表现为"溶骨性病变"。骨髓中的肿瘤细胞可能侵入骨骼,形成"浆细胞瘤"。骨质流失和侵蚀可以进一步引起严重的骨质疏松和骨折。许多骨髓瘤患者会出现脊椎椎体的骨折,导致身高变矮(图3.8)。椎体骨折还可能压迫神经,造成"神经根病",引起胸部、腰部或腿部的感觉异常(如麻木、刺痛)、疼痛或肌肉无力。约30%的骨髓瘤患者会经历其他部位的骨折。患者在骨折前并没有明确的外伤,这种骨折也被称为"病理性骨折"。

3.3.5　其他症状

除了以上总结的CRAB,骨髓瘤患者还可能出现的临床表现如下(图3.9)。

(1)高黏滞综合征:骨髓瘤细胞产生的大量异常蛋白使血

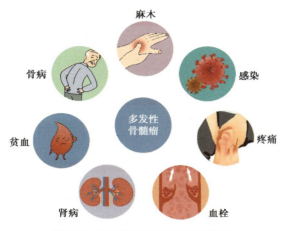

图3.9 多发性骨髓瘤的临床表现

液变得黏稠,进而堵塞血管,就像高峰期间"堵车"一样,造成口鼻出血、视物模糊、心力衰竭等。

(2)神经系统症状:除了椎体骨折引起的神经根病,骨髓瘤细胞在脊椎管中生长还可能会压迫脊髓,从而引起严重的背痛、腿部麻木、肌肉无力、刺痛或尿便失禁。如果出现这些症状,需要马上就诊,及时解除压迫,否则会造成脊髓的永久性损伤。

(北京协和医院　张妙颜)

3.4　多发性骨髓瘤的诊断标准及相关检查

通过阅读本书前面的章节,相信读者已经了解到骨髓瘤是一种起源于骨髓浆细胞的血液系统疾病,异常浆细胞不受限制地生长,并且分泌异常蛋白,引起一系列特殊的临床症状。那么,当患者因前述症状而就医时,医生是如何诊断骨髓瘤的呢? 为了明确诊断、评估病情、选择治疗方案,需要进行哪些检查? 本节会回答以上问题。

3.4.1　多发性骨髓瘤的诊断标准

结合国际骨髓瘤工作组以及我国的指南,骨髓瘤的诊断标准为骨髓单克隆浆细胞比例≥10% 和(或)病理证实浆细胞瘤,并且至少具备以下情况之一。

(1)高钙血症:血清钙 > 2.75 mmol/L。

(2)肾功能不全:肌酐清除率 < 40 mL/min 或血肌酐 > 177 μmol/L。

(3)贫血:血红蛋白低于正常下限20 g/L 或 < 100 g/L。

(4)溶骨性骨病变:影像学检查(X 线片、CT、MRI 或 PET/CT)显示一处或多处溶骨性病变。

(5)骨髓单克隆浆细胞比例≥60%。

(6)受累/非受累游离轻链比≥100。

(7)MRI 提示一处以上 > 5 mm 局灶性骨质破坏。

上述 7 条可以简称为"CRAB-SLiM",前 4 条(CRAB)在临床中更为常用。CRAB 的表现与前面章节提到的骨髓瘤的临床表现是对应的(图 3.10)。前述的标准都是较为严格的定义,在现实的诊疗场景中,医生会结合每一位患者的具体病况、当地医疗可及的检查手段以及检验检查结果综合判断。

高钙血症 hypercalcemia	肾功能不全 renal insufficiency	贫血 anemia	骨病 bone disease
·食欲不振 ·多尿 ·注意力不集中 ·失眠 ·心动过速	·蛋白尿 ·尿泡沫增多 ·血尿 ·尿毒症	·乏力 ·易疲劳 ·牙龈出血 ·月经过多	·腰痛 ·腿痛 ·严重者翻身、走路、打喷嚏都会导致骨折

图 3.10 CRAB

3.4.2 诊断多发性骨髓瘤的相关检查

当患者就诊时,医生会开具一系列检查以明确诊断。这些检查的目的在于"抓住"骨髓瘤的始作俑者:骨髓中的异常浆细胞,描绘这些异常浆细胞的特点,评估其在器官组织(如肾脏、骨骼)中造成的伤害,以及指导治疗方案的选择。

(1)血液、尿液检查:血常规、肝肾功能(包括白蛋白、乳酸脱氢酶、尿酸)、电解质(包括钙离子)、血清蛋白电泳(M蛋白定量)、血免疫固定电泳、血清游离轻链、β_2-微球蛋白、C反应蛋白、血涂片;尿常规、尿免疫固定电泳、24小时尿蛋白定量、24小时尿轻链定量。

(2)骨髓检查(图3.11):骨髓涂片、骨髓细胞基因检测和荧光原位杂交、骨髓活检。

(3)影像学检查(图3.12):全身X线检查(包括头颅、骨盆、四肢骨、全脊柱)、局部或全身CT检查、局部或全身MRI检

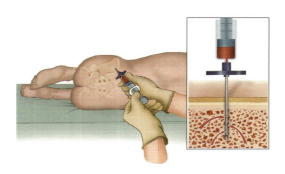

图3.11　骨髓检查

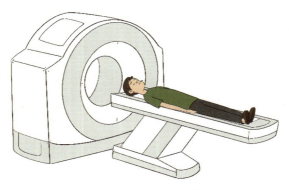

图3.12　影像学检查

查(包括全脊柱、头颅)、PET/CT检查。

　　细心的读者可能会发现,这些检查和MGUS的检查非常相似。需要强调的是,上述检查项目不是固定组合,医生会根据患者的病情、所在医疗机构的条件,选择或增加检查项目;随着病情和治疗的变化,有些检查可能需要重复或定期随访。

(北京协和医院　甄俊峰)

3.5 孤立性浆细胞瘤

3.5.1 什么是孤立性浆细胞瘤

孤立性浆细胞瘤指的是发生在骨骼或骨骼之外软组织的单个的浆细胞瘤。所谓"孤立",还指骨髓中浆细胞比例较低。该病的发病年龄为55岁左右,男女比例2:1。根据发生部位的不同,孤立性浆细胞瘤可分为两大类:肿物位于骨骼,如脊柱、骨盆等,称为骨旁孤立性浆细胞瘤,约占所有孤立性浆细胞的70%;肿物位于骨骼以外的软组织,如头颈部、淋巴结、胃肠道等,称为髓外浆细胞瘤,约占所有孤立性浆细胞的30%。

3.5.2 孤立性浆细胞瘤的临床表现

患者的不适与肿物的部位关系密切,如骨旁孤立性浆细胞瘤可造成局部的骨痛甚至骨折,鼻咽部的髓外浆细胞瘤可造成鼻塞、鼻出血等。

3.5.3 如何诊断孤立性浆细胞瘤

诊断孤立性浆细胞瘤,需要符合以下标准:病变活检证实为浆细胞瘤;骨髓内异常浆细胞比例<10%;全身影像学检查未见其他部位肿物或溶骨性病变;没有CRAB表现,如贫血、

高钙血症、肾功能不全等多发性骨髓瘤相关表现。

　　病变部位活检是诊断孤立性浆细胞瘤必需的检查。此外，患者还需要完善其他多发性骨髓瘤的检查（详见第三章第四节）。

3.5.4　如何治疗孤立性浆细胞瘤

　　首选治疗方式为局部治疗，包括放疗、手术切除或手术联合放疗。对于体积较大或部位特殊难以进行放疗或手术的孤立性浆细胞瘤，可借鉴骨髓瘤的治疗方式，给予化疗、靶向治疗。具体选择何种治疗手段，应由专科医生综合评估后决定。

3.5.5　孤立性浆细胞瘤会不会进展为多发性骨髓瘤

　　很多孤立性浆细胞瘤患者通过治疗可达到治愈，但仍有一部分患者会进展为多发性骨髓瘤。约有50%的骨旁孤立性浆细胞瘤患者以及30%的髓外浆细胞瘤患者在诊断后10年内会进展为多发性骨髓瘤。骨髓内存在异常浆细胞的患者、治疗后仍持续存在单克隆免疫球蛋白的患者更易进展为多发性骨髓瘤。

3.5.6　孤立性浆细胞瘤患者如何随诊

　　多长时间随诊一次？对于孤立性浆细胞瘤患者而言，随诊对于跟踪治疗效果、早期发现疾病进展都非常重要。一般6个月左右随诊一次。其间如有新发症状(如骨痛、乏力等),需要及时就诊。随诊时需要重点复查血常规、肝肾功能、电解质、血清蛋白电泳、血和尿的免疫固定电泳、血游离轻链等,如有局部症状,如骨痛、新发肿物,还需要进行影像学评估。

随诊期间的注意事项:饮食方面无特殊禁忌,注意保持健康的生活方式(适度运动),关注新出现的身体不适。

(北京协和医院 沈恺妮)

3.6 浆细胞白血病

3.6.1 什么是浆细胞白血病

浆细胞白血病(plasma cell leukemia,PCL)是一种罕见且高度恶性的浆细胞病,占所有浆细胞病的1%~2%,是一种比骨髓瘤和白血病都恶劣的疾病。在正常情况下,骨髓中的浆细胞一般会安静地躺在骨髓的屏障作用中,不会跑到血液中,当浆细胞恶变到一定程度,它们就会挣脱骨髓的束缚,"不安分"地进入血液,形成PCL(图3.13)。PCL属于MM中进展快、治疗效果差且容易复发的一种类型。

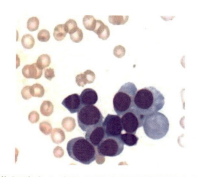

图3.13　浆细胞白血病的外周血涂片可见聚集成簇浆细胞

3.6.2　浆细胞白血病的临床表现

　　PCL和其他MM的临床表现有什么区别？PCL可同时具有多发性骨髓瘤和白血病的临床表现，其恶性程度比MM更高。患者不仅有CRAB表现，还可出现白血病相关表现，骨髓外的病灶更常见，表现为白细胞增多、贫血、血小板减少、感染、肝脾肿大、淋巴结肿大、脑膜浸润、髓外浆细胞瘤等。

　　若诊断PCL时患者没有MM病史，称为原发性PCL（pPCL）；pPCL患者的诊断年龄比MM更年轻，更容易出现肾功能衰竭、高钙血症和髓外受累，而骨病相对少见。实验室检查提示全血细胞减少，肿瘤高负荷，β_2-微球蛋白和乳酸脱氢酶水平明显升高。

　　若诊断PCL时患者有MM病史，称为继发性PCL（sPCL）。这种类型的PCL恶性程度更高。患者既具有进展期或晚期MM的临床表现，包括严重贫血、反复感染、出血倾向、慢性肾功能不全，部分患者肝脾明显增大，常有骨质疏松、溶骨性损害及病理性骨折。MM患者中有1%～5%最终会进展为sPCL，此时通常已经接受过治疗，进展后应再次完善疾病评估。

3.6.3 如何诊断浆细胞白血病

浆细胞白血病的诊断标准、检查项目、疾病分期及预后评估如下。

（1）诊断标准：外周血浆细胞比例≥5%。

（2）检查项目：参考MM检查（详见第三章第四节）。

（3）疾病分期：参考MM分期（ISS，R-ISS），大部分患者为Ⅲ期。

（4）预后评估：参考MM预后评估系统，大部分患者为高危。

3.6.4 如何治疗浆细胞白血病

PCL是最恶劣的一种形式，具有高度侵袭性，治疗目标应该为快速控制疾病进展、预防并发症以及降低早期死亡的风险。目前的治疗主要参考MM治疗方案，治疗强度比MM更大。但治疗过程包括诱导治疗、造血干细胞移植（适用于适合移植的患者）、巩固治疗、维持治疗。PCL侵袭性高，容易复发，患者总生存期一般不超过2年，故应首先考虑参加临床试验以尽早获得最新药物。患者通常需要持续治疗，直至疾病复发或出现明显的毒性反应为止。

（北京协和医院　陈佳）

第四章

多发性骨髓瘤的治疗

4.1 多发性骨髓瘤的预后因素

多发性骨髓瘤在不同患者中的表现差异较大。患者经常担心地问医生："这个病好不好治，我能活多久？""不好治"指的是预后差，"活多久"则是指中位总生存期（overall survival，OS）。多发性骨髓瘤患者平均存活时间为6年。对于适合自体造血干细胞移植的患者，其4年生存率大于80%，OS约为8年。对于年龄>75岁的患者，其OS较低，约为5年。多发性骨髓瘤的生存期受多种因素影响，包括患者因素（年龄、合并症、体能状况、经济情况、社会医疗支持）、肿瘤负荷（坏细胞的多少）、生物学特征（关于患者基因层面的检查）以及治疗反应（缓解程度、微小残留病灶是否阴性）等。除此之外，外周血浆细胞比例、髓外病变等同样决定预后。IMWG将新药时代预期生存期小于2年的骨髓瘤患者定义为高危患者。高危也预示着早期耐药和病情迅速进展，这些患者需要早期使用更多的药物联合治疗或更早地应用新药或加入临床试验。

　　多发性骨髓瘤的分层通常采用Durie-Salmon(DS)分期系统(表4.1),但这只反映全身肿瘤细胞的多少,无法代表预后。DS分期系统在预后区分上具有一定局限性。第一个公认的骨髓瘤预后评分系统是国际分期系统(international staging system, ISS)(表4.2),它基于血液中两个常见的指标:白蛋白和β_2-微球蛋白,将骨髓瘤分成三期,但白蛋白和β_2-微球蛋白受到多种因素的影响(如肾功能等)。有的患者会自我抱怨"为什么我会得骨髓瘤?""这个病会不会遗传?"实际上,骨髓

表4.1　Durie-Salmon分期系统

分期		分期标准
Ⅰ期		满足以下所有条件: (1)血红蛋白 > 100 g/L。 (2)血清钙≤2.65 mmol/L。 (3)骨骼X线:骨骼正常或孤立性骨浆细胞瘤。 (4)血清或尿骨髓瘤蛋白产生率低:IgG < 50 g/L、IgA < 30 g/L、尿本周蛋白 < 4 g/24 h
Ⅱ期		不符合Ⅰ期和Ⅲ期的标准
Ⅲ期		满足以下1个或多个条件: (1)血红蛋白 < 85 g/L。 (2)血清钙 > 2.65 mmol/L。 (3)骨骼溶骨性病变 > 3处。 (4)血清或尿骨髓瘤蛋白产生率高:IgG > 70 g/L、IgA > 50 g/L、尿本周蛋白 > 12 g/24 h
亚型	A亚型	肾功能正常(肌酐清除率 > 40 mL/min或血清肌酐水平 < 177 μmol/L)
	B亚型	肾功能异常(肌酐清除率 < 40mL/min或血清肌酐水平≤177 μmol/L)

表4.2　国际分期系统（ISS）及修订的国际分期系统（R-ISS）

分期	ISS分期标准	R-ISS标准
Ⅰ期	β_2-微球蛋白 < 3.5 mg/L且白蛋白≥35 g/dL	β_2-微球蛋白 < 3.5 mg/L且白蛋白≥35 g/dL，非细胞遗传学高危［FISH检测不存在del（17p）、t（4；14）、t（14；16）］同时LDH正常
Ⅱ期	不符合Ⅰ期和Ⅲ期的标准	不符合Ⅰ期和Ⅲ期的标准
Ⅲ期	β_2-微球蛋白≥5.5 mg/L	β_2-微球蛋白≥5.5 mg/L，细胞遗传学高危［FISH检测存在del（17p）和（或）t（4；14）和（或）t（14；16）］或血清乳酸水平高于正常上限

注：LDH：乳酸脱氢酶；FISH：荧光原位杂交。

瘤患者的细胞和染色体层面（遗传学）一般都存在异常，这些是最早被发现的反映骨髓瘤生物学行为异常的指标。几乎所有骨髓瘤患者均存在遗传学异常，但这并不意味着骨髓瘤是一种遗传性疾病。

美国梅奥诊所的mSMART危险分层系统纳入了染色体异常，截至2018年已更新至mSMART 3.0版（表4.3）。该版本将原来的3个分层改为2个分层，以指导治疗策略的制订。同时，mSMART 3.0版引入了双打击和三打击的概念，遭受打击的次数越多，预后越差。这里将双/三打击定义为具有高危组中任意两个或三个染色体异常的患者。存在任何两种高危因素都被认为是双打击骨髓瘤；存在三种或三种以上高危因素是三打击骨髓瘤。

表4.3　mSMART 3.0危险分层

危险 分层	分层标准
高危	(1) t(14;16)、t(14;20)、del(17p)、t(4;14)、P53突变、gain(1q)。 (2) R-ISS Ⅲ期。 (3) S期浆细胞指数增高。 (4) 高危基因表达谱异常。 (5) 双打击:任何2个高危因素。 (6) 三打击:任何3个高危因素
标危	除高危分层标准外的其他,包括超二倍体、t(11;14)、t(6;14)

注:R-ISS:修订的国际分期系统。

　　总之,影响骨髓瘤治疗效果和患者生存期的因素有很多,目前的分期系统都有各自的局限性。随着对疾病认识的不断深入以及新药物的持续研发,骨髓瘤的治疗效果还会进一步提高,所谓的危险分层也会随之更新,以更好地指导患者的个体化治疗策略。

(北京协和医院　常龙)

4.2　多发性骨髓瘤的非肿瘤相关预后因素

　　很多患者都会问"我的病好不好治",这就是所谓的预后因素。尽管肿瘤的生物学特征(所谓基因层面的东西)在很大程度上决定了骨髓瘤患者的治疗效果(好不好治)和生存期(能活多久),但一些非肿瘤因素,如患者的身体状况、社会经济因素等,同样影响着患者的预后。

4.2.1　影响多发性骨髓瘤预后的患者因素

患者是否高龄、是否有多种基础疾病、是否存在重要脏器功能不全,都是影响骨髓瘤预后的重要因素。这些患者往往没有机会参加临床试验,也通常难以承受足剂量多药联合的治疗方案,整个治疗过程常常因为各类并发症而中断。当然,即使是高龄患者,其身体素质也参差不齐。因此,骨髓瘤领域发展了很多老年学评估方法,通过各类问卷的形式,更全面地反映患者的基础体能状况、心理状况、基础疾病严重程度,而不是按年龄"一刀切"。2017 年,由北京协和医院牵头,国内20 余家三甲医院参与的骨髓瘤综合老年学评估研究,在近400 名老年骨髓瘤患者中证实了这一综合评估体系的应用价值。评估体系不仅能预测患者的生存期,还能帮助制订治疗策略,例如让部分高龄但具备自理能力、没有严重基础疾病的患者有机会接受强度相对较高的规范化治疗。

4.2.2　影响多发性骨髓瘤预后的社会经济因素

对于像骨髓瘤这种不可治愈的疾病,治疗周期长且治疗费用高,因此充分的医疗、经济、家庭支持至关重要。越来越多的证据表明,社会经济因素对患者的预后有着重要影响。国外相关研究显示,有色人种、社会地位相对弱势的少数民族鲜有机会参加临床试验,进行自体造血干细胞移植的患者比例也明显低于白种人。而这些弱势群体患者如有机会接受同等质量的治疗,包括移植,其预后与白种人并无明显差异。在国内的医疗环境中,也存在着类似的问题。医疗资源的可及性和分配在不同的省市、地区、家庭之间有着较大的差异。一些偏远地区甚至没有具备血液专科的医院,经济困难或非医保人群可能因药物费用而无法进行正规治疗,有些人则因无法理解临床试验而与新药失之交臂。克服这些社会经济因素,确保每位骨髓瘤患者都能接受充分、规范、精准的治疗,是一项长期而艰巨的任务。

(北京协和医院　沈恺妮)

4.3　多发性骨髓瘤的基本治疗策略

尽管以目前的医疗水平还无法彻底治愈多发性骨髓瘤(multiple myeloma,MM),也就是说,无法"去根",所有患者在治疗过程中都可能面临疾病复发的问题。但是,在过去的30年里,随着新药不断涌现,MM的疗效也越来越好;MM从一种平均生存期只有1~3年、致死性很强的疾病逐渐转变为一种可控的慢性疾病,有些低危患者可以活超过10年,相当一部分患者可以达到肿瘤在体内检测不出且不需要治疗的"功能性治愈"状态。随着对疾病认识的不断深化和对新药的持续探索,未来MM的治疗有希望更上一层楼,最终实现治愈。下面,我们就来解答关于MM治疗的问题。

4.3.1　我是不是需要马上化疗

并非所有的MM患者都需要马上化疗,一些没有症状的早期MM被称为SMM。SMM患者可能不会立即接受化疗,但医生会定期进行检查和评估,若患者开始出现症状则予以积极治疗(详见第二章第二节)。

4.3.2　我进行化疗可能要用到哪些药物

目前MM常用的化疗药物如下。

(1)蛋白酶体抑制剂:如硼替佐米、卡非佐米、伊莎佐米。

(2)免疫调节剂:如来那度胺、泊马度胺、沙利度胺。

(3)糖皮质激素:如地塞米松、泼尼松。

(4)传统化疗药物:如马法兰、环磷酰胺、脂质体阿霉素、顺铂、依托泊苷。

(5)单克隆抗体:如达雷妥尤单抗、伊沙妥昔单抗、双特异性抗体、抗体偶联药物。

(6)其他药物:如塞利尼索。

除了上述化疗药物,CAR-T和ASCT(图4.1)也是MM常见的化疗方法。

MM初始治疗的化疗方案取决于患者的健康状况、年龄、未来接受ASCT的可能性以及MM的危险度。目前最常用的

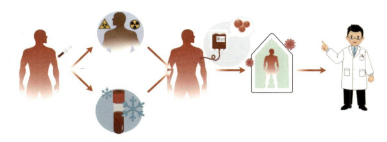

图 4.1 自体造血干细胞移植流程图

三药联合方案包括一种蛋白酶体抑制剂、一种免疫调节剂以及糖皮质激素，例如应用比较多的 VRD 方案（硼替佐米+来那度胺+地塞米松），这是一种皮下注射药物和口服药物联合的方案，患者可以在家完成，且性价比较高；一些患者也会接受包含单克隆抗体（静脉输液）的治疗方案。您的医生将根据您的疾病状况及社会因素等与您共同选择治疗方案。化疗药物的不良反应将在后续的章节中介绍。

4.3.3 我需要化疗多长时间

MM 的初始治疗包括诱导治疗、巩固治疗以及维持治疗三个主要部分；根据患者是否适合 ASCT，可分为适合移植组和不适合移植组（图 4.2）。第一阶段诱导治疗是指在诊断为活动性 MM 后立即进行的化疗，一般为 3～6 个疗程。通过诱导化疗，可以快速降低肿瘤数量，迅速控制肿瘤引起的骨痛、贫血、肾功能不全等症状，并减轻终末器官损伤。如果患者有计划进行 ASCT，则应当选择对骨髓毒性较小的化疗方案。第二

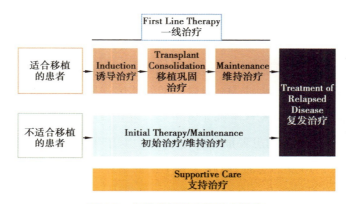

图4.2 多发性骨髓瘤的治疗模式

阶段巩固治疗是指在诱导治疗的基础上继续进行的短期强化治疗,目的是扩大战果,使患者达到更好的疗效,即更深的缓解。更深的缓解可使患者的疾病稳定期更长。巩固治疗中最重要的选择是是否进行ASCT。对于适合移植的患者,尤其是高危患者,早期进行ASCT目前还是最佳巩固手段,可以延长疾病稳定期;对于不适合移植的患者,如果先前的诱导方案有效,在巩固阶段可以继续按原来的诱导方案化疗2~4个疗程,直至达到最佳疗效(平台期),这样总疗程一般是8~12个疗程。第三阶段维持治疗是指在疾病控制到最佳状态时给予维持性药物治疗,以进一步清除微小残留病变,延长疾病稳定期。医生会根据疾病的危险度及微小残留病变的情况来决定维持治疗的方式。通过这种整体的、持续的治疗模式,可以使疾病处于高质量的缓解中,并尽可能延长无进展期,从而延长患者的生存期。

4.3.4　我是否适合进行自体造血干细胞移植

　　ASCT 是治疗 MM 的有效手段,但由于 ASCT 有一定的毒副反应,并不是每个 MM 患者都适合移植。患者的年龄、器官功能评估及个人意愿都非常重要。在中国及大多数欧美国家,小于 65 岁的患者推荐进行 ASCT。对于年龄在 65~70 岁乃至大于 70 岁的患者,应在经验丰富的治疗团队的指导下,仔细评估其体能状态和其他因素后再做决定。

4.3.5　除了化疗,我还需要接受哪些治疗

　　除了化疗,MM 的支持治疗同样非常重要。支持治疗包括对于有骨破坏的患者,建议应用抗破骨细胞治疗,如双膦酸盐或地舒单抗,以增加骨硬度,降低骨折风险;保护肾功能,避免使用肾毒性药物,严重肾功能衰竭的患者需要进行血液透析;控制活动期的高钙血症,纠正贫血,控制疼痛,预防和治疗感染、血栓栓塞等。值得一提的是,一旦出现严重背痛、无力、下肢感觉异常或排尿、排便障碍甚至大小便失禁等怀疑脊髓压迫截瘫的症状时,应立即就诊。

4.3.6　复发或治疗效果不好时,我该怎么办

　　MM 目前还是一种无法治愈的疾病。虽然经过治疗后,绝大部分患者会在相当长一段时间内获得症状和实验室指标的

明显改善,但几乎所有的 MM 患者最终都会复发。除了复发患者,还有一部分不幸的患者,他们的肿瘤对前期使用的治疗药物无效,这种情况被称为"难治性 MM"。届时,医生会参考患者既往的化疗用药方案,更换一种新的方案来提高疗效,避免耐药现象的发生。复发及难治的患者可以考虑参加临床试验。

(北京协和医院　冯俊)

4.4　多发性骨髓瘤治疗的常用药物

目前已在中国上市的骨髓瘤治疗药物,主要分为以下几类:免疫调节剂,蛋白酶体抑制剂,细胞毒性药物及激素,单克隆抗体,其他靶向药物。下面对上述几类药物进行详细介绍。

4.4.1　免疫调节剂

免疫调节剂中,历史最为悠久且最为人所熟知的是沙利度胺,也就是著名的"反应停"。除此之外,常用于骨髓瘤治疗的免疫调节剂还包括来那度胺和较新的泊马度胺。它们主要不是直接作用于肿瘤细胞,而是通过调节肿瘤的免疫微环境,对肿瘤细胞起到抑制增殖、促进凋亡的作用。免疫调节剂的共同主要不良反应是血栓栓塞风险,尤其是下肢深静脉血栓。因此使用免疫调节剂的患者,在无禁忌的情况下,一般需要同时进行预防性抗栓治疗。在共性之外,沙利度胺的周围神经毒性相对最大,可表现为肢端麻木、便秘,受此限制,目前沙利度胺较少用于长期维持治疗。来那度胺对骨髓造血干细胞的抑制作用较强,因此为保证自体造血干细胞移植的成功,对于有此计划的患者,采集干细胞前需要控制来那度胺使用的疗程不超过6个。此外,免疫调节剂可能引起血细胞减少,使用过程中需要注意监测。

4.4.2 蛋白酶体抑制剂

蛋白酶体抑制剂主要通过抑制骨髓瘤细胞中的蛋白酶体功能,使细胞内异常蛋白积聚,促进骨髓瘤细胞的凋亡。蛋白酶体抑制剂目前主要包括硼替佐米、伊沙佐米、卡非佐米。此类药物会增加疱疹病毒感染的风险,因此使用含蛋白酶体抑制剂方案时,一般需要进行预防性抗病毒治疗。硼替佐米是目前最常用的蛋白酶体抑制剂,通过皮下或静脉注射给药,除疱疹病毒感染风险外,其最突出的不良反应为神经毒性。随着疗程的增多,神经毒性是该药长期使用的主要限制因素之一;此外,少数患者使用硼替佐米后会出现腹泻,如有此表现,后续可提前口服止泻药以预防腹泻。伊沙佐米是口服剂型,可在一定程度上提升患者用药时的生活质量,使用起来比较方便,其主要不良反应与硼替佐米类似,但神经毒性较小,胃肠道反应比较多见。卡非佐米是目前最新的蛋白酶体抑制剂,通过静脉输注给药,因其结构特点,对蛋白酶体的选择性更强、作用更精准,基本规避了传统蛋白酶体抑制剂的神经毒性,但会增加心脏事件(包括高血压、心力衰竭、心律失常等)的风险,尤其是本身有心脏基础病的患者,在用药过程中,需要特别注意控制摄入量并加强监测。

4.4.3 细胞毒性药物及激素

细胞毒性药物及激素为治疗骨髓瘤的传统药物。细胞毒性药物,即狭义的"化疗药",常用于骨髓瘤治疗的药物包括环磷酰胺、美法仑、顺铂、阿霉素、长春地辛等,这些药物可能存在脱发、骨髓抑制、肝肾毒性、心肌毒性、神经毒性等不良反应。用于骨髓瘤治疗的激素为糖皮质激素,最常用者为地塞米松,存在血压和血糖升高、水肿、感染、眼压升高、骨质疏松、消化道出血等潜在风险。用药时,需要注意监测上述反应,一旦发生,及时处理。

4.4.4 单克隆抗体

单克隆抗体特征性结合肿瘤细胞的某个表面标记,而后对肿瘤细胞进行"定点清除"。目前上市的针对骨髓瘤的单克隆抗体为针对骨髓瘤细胞表面CD38的达雷妥尤单抗。它与其他单抗类药物一样,在输注过程(尤其是首次输注时)可能发生输注反应,主要表现包括皮疹、呼吸困难、发热、血压变化等,这些反应一般可在抗过敏治疗后减轻或消失,随着用药次数的增多,输注反应的发生率会降低。此外,达雷妥尤单抗具有免疫抑制作用,部分患者需要进行预防性抗疱疹病毒感染治疗。此药物还可干扰血型和M蛋白的测定结果,具体情况可由医生协助判断和处理。

4.4.5 其他靶向药物

除上述各类药物以外,还有一些针对特定细胞靶点的药物可用于骨髓瘤的治疗,比如针对BCL2的抑制剂维奈克拉、针对核输出蛋白的抑制剂塞利尼索。这些药物的不良反应各不相同,使用时医生一般会进行专门的告知。

上述用于骨髓瘤治疗的药物,在实际使用时,很少单用其中一种,一般采用不同类别的药物组成联合方案,以增强疗效、减少耐药。此时,药物的不良反应可能会叠加出现,患者可在就诊过程中与医生多多交流,尽可能保证用药安全。

（北京协和医院　毛玥莹）

4.5 多发性骨髓瘤的随访和疗效评估相关检查

多发性骨髓瘤是一种目前仍难以彻底治愈的血液系统肿瘤,不仅在病程中始终存在疾病复发的风险,而且还是一种需要树立"终身治疗"理念的慢性疾病。正因如此,骨髓瘤患者需要长期在血液科专科医师处进行规律的随诊,并在医生的指导下进行规范的疗效评估。

目前多发性骨髓瘤的治疗总体上是一种持续的、分阶段的治疗。根据治疗强度和随访频率的不同,可以大致分为诱导治疗、巩固治疗、维持治疗和复发后再治疗这四个阶段(详见第四章第三节)。在诱导治疗阶段,治疗目的在于将疾病从活动期控制到缓解状态,治疗强度较大,需要较为密切的随访。在巩固治疗阶段,治疗目标在于巩固并延续诱导治疗阶段的成果,进一步加深缓解的深度,有时候甚至需要使用自体干细胞移植这样的强化治疗,需要密切观察和随访。在维持治疗阶段,患者的疾病处于缓解期,继续使用相对低强度的针对骨髓瘤的治疗,以延长缓解持续的时间。在维持治疗阶段,观察和随访的频率可以适度下调,尽可能维持患者相对正常的生活状态。由于该病的不可治愈性,理论上所有患者都会经历疾病复发,待疾病复发后,需要再次针对肿瘤进入诱导治疗阶段,这时又将需要更密切的随访和医疗干预。

在治疗和随访的过程中(图4.3),需要定期对骨髓瘤的治疗效果进行评估,这对于指导后续治疗有着至关重要的意义。

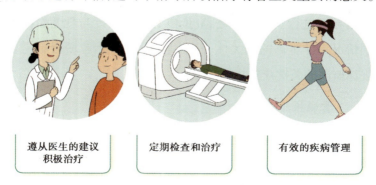

遵从医生的建议　　　定期检查和治疗　　　有效的疾病管理
积极治疗

图4.3　多发性骨髓瘤的治疗

例如,如果在维持治疗阶段,通过疗效评估指标发现患者出现了疾病复发(尤其是临床复发),很可能就需要再次开始诱导治疗。疗效评估的指标主要分为以下3个维度。

1.多发性骨髓瘤症状相关的实验室指标

骨髓瘤症状相关的实验室指标包括贫血的改善情况、肾功能的恢复情况、血钙的降低情况、骨病的改善情况(通过临床症状和影像学评估确定)、浆细胞瘤的体积变化等。

2.M蛋白检测

M蛋白检测是最重要的疗效评估指标。M蛋白是由骨髓瘤细胞分泌的、能够直接反映人体内肿瘤负荷的核心指标,其变化趋势可以很好地反映出骨髓瘤的控制情况。正因如此,M蛋白检测,也是IMWG最重视的骨髓瘤疗效监测指标。不同的患者,可能需要采用不同的M蛋白指标(如血清蛋白电泳、24小时尿轻链、血/尿免疫固定电泳、血游离轻链)来进行疗效评估,这个问题比较专业,应该在有经验的血液科专科医师指导下进行。总而言之,M蛋白的降低幅度与骨髓瘤的控制情况有非常高的相关性,是在骨髓瘤各个治疗阶段都需要规律监测的关键疗效指标。

3.骨髓检测

与急性白血病不同,骨髓瘤患者在治疗过程中不需要太频繁的骨髓穿刺检查,这是由疾病本身的特点所决定的。一方面,骨髓瘤的肿瘤细胞在骨髓中呈灶性分布,单一部位的穿刺很难反映疾病全貌;另一方面,骨髓瘤有很好的替代指标,即 M 蛋白。不过,对于一些特殊患者(如缺乏 M 蛋白指标的骨髓瘤患者),或者在一些特殊时机(如 M 蛋白已转阴,需要更准确地评估疾病的缓解深度)时,骨髓检查对骨髓瘤患者而言仍然非常重要。除了简单的形态学分析,还可以通过骨髓活检、骨髓流式细胞术检查等方法对骨髓中的肿瘤负荷进行检测。尤其是近年来兴起的微量残留病(minimal residual disease,MRD)检测,在骨髓瘤中也逐渐显示出越来越重要的作用。

(北京协和医院 张路)

4.6 临床试验对多发性骨髓瘤患者的意义

尽管近年来骨髓瘤领域的医学进展十分迅速,但遗憾的是,在目前医学技术条件下,多发性骨髓瘤仍然是一种无法治愈的疾病。这意味着,无论之前针对骨髓瘤的治疗效果有多好,理论上每位患者最终都会进入难治/复发疾病的状态。现实世界中确实如此,有很多患者在接受了很多种药物治疗后,还是不可避免地再次进入疾病活动的状态。在这种情况下,患者亟需针对骨髓瘤有效的药物或药物组合。然而,之前曾经用过的有效治疗方案,在复发后很可能就不再具有良好的疗效。这主要是因为肿瘤细胞"变聪明"了,已经"适应"了之前接触过的药物。为了治疗"变聪明"的肿瘤细胞,就需要采取新的治疗药物或者药物组合。但有的时候,医生和患者会发现，要么已经"无药可用"（国内正式获批的、对肿瘤有潜在活性的药物，可能已经都用过了），要么"望药兴叹"（虽然还有潜在可用的获批药物，但其价格高昂，或不适宜患者的具体情况，难以应用）。这个时候，如果能加入合适的临床试验，可能是一种比较好的选择，能够再次给予肿瘤"致命一击"。不仅如此，有时候甚至还会有比较合适的试验，对于从来没有接受过治疗的骨髓瘤患者，也可能带来额外的帮助。那么，究竟什么是临床试验？哪些人可以加入临床试验？如何获得临床试验的相关信息？且听我们逐一道来。

什么是临床试验？临床试验是指用于寻找新的医疗保健方法的试验，由患者或健康人自愿参与。临床试验根据其目的不同，既可以用于评估某种新疗法是否优于现有疗法，也可以用于评估某种新方法可否用于预防某些疾病，还可以用于评估特定疾病的新诊断方法。在骨髓瘤领域，与患者最为相关的，就是评估某种新疗法是否安全有效的新型药物（或治疗手段）试验。此类试验根据其目的和进程程度可以分为Ⅰ期、Ⅱ期和Ⅲ期。一般来说，Ⅰ期试验重点在于考察某种新疗法的安全性；Ⅱ期试验用于探索初步疗效和不良反应；Ⅲ期试验则往往采用更有说服力的试验设计，进一步明确新疗法的疗效和不良反应。

哪些人可以加入临床试验？并非每位想参加临床试验的患者都能如愿加入某项试验。临床试验往往都有非常明确的"纳入标准"和"排除标准"，只有满足所有"纳入标准"且不满足任意一项"排除标准"，并进行充分知情同意的患者，才能够顺利加入临床试验。所谓的"纳入标准"包括但不限于年龄、疾病特点、既往治疗信息等,而"排除标准"则包括且不限于患者的共存疾病、是否参加过其他临床试验、是否有避孕意愿等。

如何获得临床试验的相关信息? 您可以通过多种途径寻找可能适合您的临床试验。例如,咨询您的主管医师,网上搜索相应临床试验的招募广告,或登录临床试验登记网站。

(北京协和医院　张路)

4.7　多发性骨髓瘤的心脏损害

多发性骨髓瘤可累及多器官、多系统,如造血系统、骨骼、肾脏、心脏、肝脏、神经系统等,其中,心肌损害是较为严重的并发症之一。临床研究显示,高达50%的MM患者合并有心脏损害,但因心脏受累往往起病隐匿,临床表现多缺乏特异性,早期诊治难度大,易被忽视而延误诊治。

4.7.1　MM是怎样让我们"伤心"的

MM引起的心脏损害如下。

(1)骨髓内浆细胞恶性增生会破坏正常的造血功能,导致贫血,慢性贫血会引起贫血性心脏病、心力衰竭。

(2)恶性骨髓瘤细胞分泌的异常单克隆免疫球蛋白以及一些多糖复合物,以淀粉样物质的形式沉积在心肌、瓣膜、心脏传导系统和血管等组织中,从而导致进行性心脏功能不全。

(3)MM治疗中的一些化学药物及疗法可能影响心脏功能,这是难以避免的。

(4)骨髓瘤好发于中老年人,这类患者往往容易伴发心脑血管基础疾病,如高血压、糖尿病、冠心病等,更易发生心脏损害。

4.7.2 怎样知道我"伤心"了

在MM的早期阶段,心肌淀粉样蛋白沉积可导致轻度的心脏舒张功能不全,主要表现为轻微的活动耐量下降,通常不易被察觉。随着疾病的进展,多数患者会出现限制型心肌病和心房扩大,容易诱发房性心律失常。在疾病的晚期,患者往往会发展为以收缩功能不全为主的充血性心力衰竭,表现为呼吸困难、乏力、心悸、水肿、活动耐量显著下降等。此外,患者还可能出现血压降低、心绞痛、急性心肌梗死等表现。

4.7.3 有哪些辅助检查可以帮助我们认识MM的心脏损害

MM心脏损害的辅助检查如下。

(1)心内膜心肌活检(图4.4):通过血管穿刺和导管介入操作的方式在心内膜上多点取材活检,是诊断MM心肌淀粉样变性的"金标准",但其操作难度大、风险较高,临床应用较为有限。

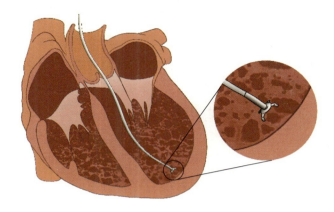

图4.4　心内膜心肌活检操作示意图

（2）B型钠尿肽和心肌肌钙蛋白测定：心肌淀粉样变性患者的B型钠尿肽浓度往往增高，其增高程度与心肌受损程度呈正相关；心肌肌钙蛋白是心肌损伤的最敏感的指标，其升高程度往往提示预后不良。血清B型钠尿肽和心肌肌钙蛋白检测简单易行，广泛应用于临床。

（3）心电图和超声心动图：MM患者的心电图表现多样，如QRS波群低电压、胸前导联R波递增不良、假心肌梗死图形、心房颤动、室性心动过速、心脏传导阻滞等；超声心动图多表现为左室向心性肥厚、左室腔大小正常或偏小、心房扩大、心肌点状强回声、舒张功能障碍。

（4）放射性核素扫描：Tc-99m焦磷酸盐可与淀粉样物质结合，使心肌弥漫均匀显影；用Tc-99m标记的抑肽酶或放射性碘化的（I^{123}）淀粉样蛋白追踪淀粉样物质具有较高的敏感性，可帮助确诊。

（5）心脏磁共振：临床应用越来越广泛。MM的特征性表现为左心室心肌弥漫性强化，由内到外强化减弱，延迟增强扫描血池信号减低，T1 mapping值升高，细胞外容积分数降低。

4.7.4　MM心脏损害的治疗方案及注意事项

MM心脏损害的治疗决策应在多学科协作中进行，包括血液学家、心脏肿瘤学家，也需要患者及家属的参与与配合。治疗主要分为以下两个部分。

1.针对心脏损害进行的对症治疗

针对心力衰竭，主要考虑利尿剂、β受体阻滞剂、血管紧张素受体脑啡肽酶抑制剂等药物的小剂量滴定治疗。钠-葡萄糖协同转运蛋白2抑制剂、鸟苷酸环化酶激动剂是近年来心衰治疗的新药，有望在MM的心脏损害中发挥积极作用。传统的心衰治疗药物，如血管紧张素转化酶抑制剂和血管紧张素Ⅱ受体拮抗剂常常导致严重的低血压，耐受性差，通常不用于淀粉样变的心衰治疗。对于合并冠心病的患者，进行冠状动脉介入治疗需要仔细的风险-效益评估，并应平衡双重抗血小板治疗的疗效和出血风险。对于房性心律失常患者，首选β受体阻滞剂。值得注意的是，由于洋地黄可能与淀粉样纤维结合产生毒性，通常应避免使用。此外，现在较新的治疗手段如心肌收缩力调节器、心脏再同步化治疗（cardiac resynchronization therapy, CRT）（图4.5）、心脏辅助装置（图4.6）、人工心脏（图4.7）以及心脏移植和脐带血单核细胞移植等也可尝试。中药在治疗骨髓瘤及其心肌淀粉样变性中也有着独特的优势。

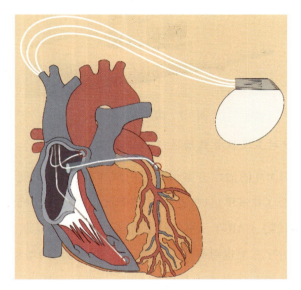

图4.5 心脏再同步化治疗

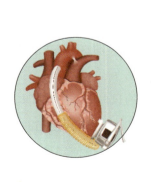 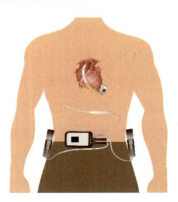

图4.6 心脏辅助装置

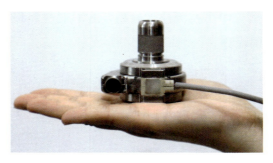

图4.7 国产人工心脏

2.针对多发性骨髓瘤进行的对因治疗

针对MM的治疗方案包括蛋白酶体抑制剂、免疫调节剂、地塞米松、CD38单抗(如达雷妥尤单抗)、双特异性抗体、抗体药物偶联物、CAR-T、ASCT等多种药物、方法及其联合方案。但这些治疗方案也可导致心血管不良事件的风险增加。蛋白酶体抑制剂与多种心血管毒性有关,包括高血压、心力衰竭、急性冠脉综合征、心律失常、肺动脉高压和静脉血栓栓塞;烷化剂如环磷酰胺与蒽环类药物可增加心衰风险;达雷妥尤单抗与高血压相关;帕比司他可延长QT间期;CAR-T引发的细胞因子释放综合征可导致心血管事件发生;免疫调节剂由于其促凝血和促炎症作用,血栓形成的风险较高,尤其与其他MM治疗药物(如地塞米松、蒽环类药物等)联合使用时,血栓风险更高,因此,应进行血栓危险分层并审慎使用抗凝方案以减少血栓事件的发生。

综上所述,应在多学科背景下综合考虑MM心脏损害的严重程度、治疗的预期获益,根据个体化策略决定是否需要调整剂量、更换治疗方案或停止使用这些化疗药物。

（陆军军医大学第二附属医院 张波）

4.8 多发性骨髓瘤肾损伤

4.8.1 什么是多发性骨髓瘤肾损伤

根据前面的章节内容，我们知道MM会产生大量单克隆免疫球蛋白轻链，这些轻链通过从肾脏排泄，加之高血钙、高尿酸、高黏滞综合征等因素，会导致肾脏损害。约50%的MM患者以肾损伤为首发临床表现，所致的肾损伤包括管型肾病、轻/重链沉积病、肾淀粉样变性等多种类型。约20%新诊断的MM患者有肾损伤，在疾病发展过程中，这一比例最高可达50%。临床研究表明，有肾损伤的MM患者的生存时间通常短于无肾损伤的患者。然而，如果患者得到适当的治疗并恢复肾功能，他们的预期寿命可以显著延长。因此，对于有肾损伤的MM患者来说，及时诊断和有效治疗至关重要。

4.8.2 多发性骨髓瘤肾损伤的临床表现及肾穿刺指征

多发性骨髓瘤肾损伤的临床表现（图4.8）以蛋白尿和肾功能不全为主，血尿、高血压少见。蛋白尿的发生率高达

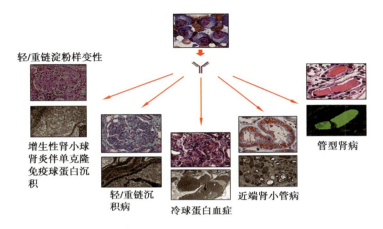

轻/重链淀粉样变性

增生性肾小球
肾炎伴单克隆
免疫球蛋白沉
积

轻/重链沉
积病

冷球蛋白血症

近端肾小管病

管型肾病

图4.8　多发性骨髓瘤肾损伤的临床表现

68.3%，肾病综合征少见，典型肾病综合征者应考虑合并轻/重链型淀粉样变性（amyloidosis，AL）或单克隆免疫球蛋白沉积病（monoclonal immunoglobulin deposition disease，MIDD）。

蛋白尿：骨髓瘤患者中最常见的肾脏表现。患者可能因为发现小便泡沫增多而到医院就诊，也就是我们平时所说的"泡沫尿"。由于MM蛋白尿的患者很少伴有血尿、水肿、高血压，初期也可能没有贫血、骨质破坏等MM的典型临床表现，故常误诊为慢性肾小球肾炎。

肾病综合征：表现为大量蛋白尿、白蛋白降低、水肿、血脂增高。MM导致的肾病综合征并不常见，仅有轻链型和IgD型MM肾脏损害临床上常表现为肾病综合征。如果患者有上述肾病综合征的症状，提示可能合并淀粉样变性或轻/重链沉积病，必要时可以进行肾脏穿刺活检以进一步确诊。

　　慢性肾小管功能受损：MM 肾损伤以肾小管损害最早发生和最常见。常见远端和（或）近端肾小管性酸中毒，表现为口渴、多饮、夜尿增多。

　　慢性肾功能衰竭：半数以上的患者在就诊时已存在肾功能不全。MM 并发慢性肾功能衰竭的特点包括：贫血出现早，与肾功能受损程度不成正比；肾损伤以肾小管间质为主，临床多无高血压，有时甚至血压偏低；双肾体积多无缩小。

　　急性肾功能衰竭：在 MM 病程中，约半数患者突然发生急性肾功能衰竭，可发生在肾功能正常或慢性肾功能衰竭的基础上，死亡率高。主要的诱发因素包括：各种原因引起的脱水及血容量不足，如呕吐、腹泻、利尿等；原有高尿酸血症，化疗后血尿酸急剧升高，导致急性尿酸盐肾病；严重感染或使用肾毒性药物；代谢紊乱，如高钙血症、高尿酸血症等；尿路感染，MM 患者免疫功能低下，约 1/3 的患者反复发生膀胱炎、肾盂肾炎，后者易引起革兰氏阴性菌败血症使肾功能恶化。

　　绝大多数确诊的 MM 患者出现急性肾损伤时，肾脏典型病理以管型肾病为主，因此不需要对每一位患者进行肾穿刺活检（图 4.9）。但若出现以下情况时，则需要考虑肾穿刺活检，以进一步明确肾损伤的性质：急性肾功能衰竭，临床上难以确定病因及可能的病理改变和程度；肾小球损害为主，伴蛋白尿 > 1 g/24 h；肾损伤是患者唯一的临床表现，需要与其他浆细胞疾病或冒烟型骨髓瘤进行鉴别。

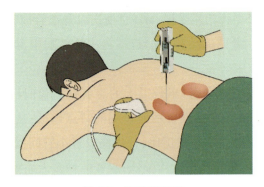

图4.9　肾穿刺活检

4.8.3　多发性骨髓瘤肾损伤的治疗

多发性骨髓瘤产生过多的单克隆免疫球蛋白轻链是肾损伤的主要原因。患者的肾功能恢复主要取决于以下几方面：

（1）损害因素持续时间。

（2）初始肾损伤的程度。

（3）治疗是否可有效减少肿瘤负荷、降低sFLC浓度。

因此，对于MM肾损伤的患者，早期识别、诊断，尽早尽快予以积极干预治疗，快速减少肿瘤负荷，降低血清游离轻链浓度，可有效地逆转肾损伤，改善肾功能，延长患者的生存期。

原发病（多发性骨髓瘤）治疗的关键是降低血液中异常球蛋白的浓度，即抗浆细胞治疗。多发性骨髓瘤肾损伤的一般治疗措施包括水化疗法、碱化尿液、防治高血钙、降低高尿酸血症、抑制TH蛋白分泌、肾脏替代治疗。

4.8.4　多发性骨髓瘤急性肾损伤的治疗

积极静脉补液是治疗多发性骨髓瘤急性肾损伤（acute kidney injury，AKI）的主要手段，除非有禁忌证（如心力衰竭、少尿、无尿），应当对多发性骨髓瘤合并 AKI 患者采取积极补液治疗。补液的目标是降低肾小管管腔内的轻链浓度并提升尿流排出率，以尽量减少轻链沉积。若存在血容量不足、高钙血症及高尿酸血症，静脉补液更是必要手段。

4.8.5　多发性骨髓瘤肾损伤有哪些可选择的肾脏替代治疗

多发性骨髓瘤肾损伤的肾脏替代治疗方法如下。

（1）透析疗法：适用于严重肾衰竭患者，可治疗高钙危象。早期血液透析可减少尿毒症并发症，避免大剂量皮质激素引起的高代谢状态。腹膜透析在清除游离轻链方面可能比血液透析更有效，但腹膜透析易并发感染。高截留量血液透析（high cut-off hemodialysis，HCO-HD）是一种新的、有望取代血浆置换的体外清除血浆游离轻链方法。与普通透析器不同，HCO-HD 通过增大滤过膜孔径和延长透析时间，可大量清除 sFLC，有效筛选出相对分子质量为 50 以下的蛋白质，sFLC 清除率为 10 ~ 40 mL/min。但 HCO 滤器价格高昂，其临床应用可能受限，目前对于肾功能恢复及生存预后是否有益仍有争议。

（2）血浆置换：理论上有助于快速祛除循环中的异常球蛋

白及其轻链,减轻MM管型肾病,改善和恢复肾功能。

(3)肾移植:目前缺乏充分依据的循证医学证据。

(陆军军医大学第二附属医院 程金波)

4.9 多发性骨髓瘤骨病的前世今生

据统计,大多数骨髓瘤患者在最初发病的时候是因为骨骼疼痛而在骨科就诊,经过一系列检查才最终确诊为多发性骨髓瘤。很多人在最开始会感到困惑,明明是骨头痛,为什么却是得了血液系统的病呢?现在大家知道,多发性骨髓瘤是一种由骨髓中的浆细胞恶性增殖引起的血液系统疾病,这些浆细胞在骨髓中会产生单克隆免疫球蛋白,从而导致骨骼损伤。骨骼是人体内起着支撑和运动作用的重要器官,其本身也时刻在进行新陈代谢。如果把骨骼比喻成一座大楼,那么其中就有着"建设工人"(成骨细胞)和"拆解工人"(破骨细胞)两个队伍,正常情况下两个队伍的工作进程是相同的。而骨髓瘤产生的单克隆免疫球蛋白就相当于让"拆解工人"加速、让"建设工人"减速的信号,一旦平衡被打破,骨质溶解就会增加,骨头变得越来越疏松,出现骨痛,甚至导致骨折,这就是所谓的骨髓瘤骨病。

4.9.1　哪些症状要考虑多发性骨髓瘤骨病

骨髓瘤骨病的早期症状是由骨质溶解（破骨细胞＞成骨细胞）导致的病理性骨质疏松所引起的，表现为骨骼疼痛。患者的发病高峰一般在50～70岁，偏向男性，约85％的多发性骨髓瘤患者会发生骨病。骨病起初多为局部病变，但随着时间推移会弥漫至全身多处，表现为多发的骨骼溶解。由于骨髓细胞广泛分布在脊柱中，脊柱成为最常见的病变部位（约70％）。骨骼病变的发病机制由破骨细胞活化引起的骨骼侵蚀，原有骨骼的位置又为肿瘤细胞的生长提供空间，进一步促进了病变的发展。骨骼溶解使骨骼变脆，出现胸背部、肋骨以及胸骨疼痛。日常生活中的轻微外力就可引起骨骼的病理性骨折，如胸腰椎骨折、四肢骨折、肋骨骨折等，特别是胸腰椎骨折，骨折块可能压迫脊柱内的脊髓，导致患者大小便障碍甚至下肢无力和瘫痪。随着病情进展，患者还可能出现其他相关并发症，包括高钙血症、肾功能不全、贫血和感染等。

4.9.2　什么情况下需要外科治疗

大多数患者在确诊后提出的第一个问题就是：骨髓瘤能根治切除吗？

其实，目前很少建议应用手术治疗多发性骨髓瘤，因为骨髓瘤本身是一种骨髓多发的疾病，无法完全切除。但是，骨科手术却是治疗多发性骨髓瘤骨病引起的并发症的常用方法，可以通过手术来增强和稳定骨骼,重建骨骼的结构以及解除相邻神经的压迫。

随着外科手术技术的进步和先进材料的临床应用,针对骨髓瘤骨病的外科手术也在向着微创化、个体化发展。例如,脊柱的骨骼溶解引起的椎体压缩性骨折会导致患者剧烈疼痛、畸形甚至丧失活动能力。在非手术治疗(如放射治疗、药物治疗)无法改善症状的情况下,可以在局部麻醉下应用椎体成形术技术,通过微创方法向病变的椎体内注射一种能强化和黏合骨质的骨水泥,数分钟后,骨水泥变硬,骨折的椎体就会被固定住,患者往往静躺数小时便可恢复活动能力。面对破坏严重、无法修复的骨质,医生可以利用数字化技术,根据患者的个体化数据在体外3D打印仿生假体,并通过手术方法替换病变骨骼。

可见,骨科手术的目的在于恢复骨病部位的稳定性、重建骨病部位的结构、防止进一步骨折、减轻疼痛,以及恢复和维持患者的活动能力。

4.9.3 得了多发性骨髓瘤骨病是否从此与运动无缘了

很多患者知道自己出现骨髓瘤骨病后就再也不敢活动了,走路时也是如履薄冰,仿佛与运动永远告别了。其实只要能够正确认识和理解疾病,明确疾病的不同阶段,科学有序地进行疾病的治疗和康复,绝大多数患者都可保持健康的生活方式。

对于有严重骨痛、出现病理性骨折的患者,在有效治疗之前应绝对卧床制动,防止骨折进一步加剧;而当通过内外科治疗后,患者病情好转,便可在专业医生的指导下循序渐进地增加静态或动态活动;随着治疗效果巩固,患者病情稳定后便可增加活动量,如使用支具辅助、慢走等。

可见,每一位患者都可以在医生指导下,根据自身情况制订个性化康复运动方案,并在运动中获益。

(陆军军医大学第二附属医院　张超)

4.10　多发性骨髓瘤周围神经病

王大爷:"医生,我既往有骨髓瘤病史,做了检查,血液科大夫告诉我疾病是缓解的,可最近我出现了手足麻木,这是为什么呢?"像这种情况我们在临床上经常碰见,王大爷手足麻木是因为发生了周围神经病。周围神经病到底是什么病呢?下面将为大家详细解答。

1.什么是周围神经病

周围神经病在多发性骨髓瘤患者中的发生率较高,临床上可出现感觉神经、运动神经及自主神经受损的症状或体征(图4.10)。

感觉障碍:这个是周围神经病最常见的表现,主要为受累肢体远端感觉异常,如针刺感、蚁走感、烧灼感、触痛等(图

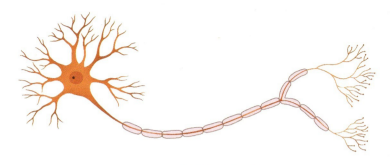

图4.10　周围神经示意图

4.11）。患者感觉就像"被几万只蚂蚁又爬又啃"，与此同时或稍后可出现肢体远端对称性深浅感觉减退或缺失，呈长或短的手套、袜套样分布。

　　运动障碍：一般在出现感觉障碍后出现运动障碍，较少出现单纯的运动障碍。临床表现为肢体远端对称性无力，轻重

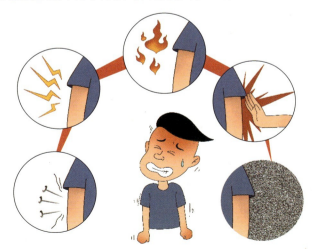

图4.11　感觉障碍

不等,可为轻瘫,上肢肌肉萎缩以骨间肌、蚓状肌、鱼际肌明显,下肢肌肉萎缩以胫前肌、腓骨肌明显,可出现垂腕与垂足;肌肉无力、手脚不灵活(如系纽扣、拧钥匙、开门困难,经常被绊倒,无法上下楼梯),后期可出现肢体挛缩。

自主神经症状:肢体远端皮肤对称变薄、光亮或脱屑、变冷、苍白或青紫,汗多或无汗,指(趾)甲粗糙、松脆甚至溃烂;便秘、腹泻、肠梗阻等消化系统症状;排尿障碍、尿潴留等泌尿生殖系统症状;直立性低血压、晕厥等心血管系统症状。

2. 为什么多发性骨髓瘤患者会出现周围神经病

多发性骨髓瘤患者出现周围神经病的原因如下。

(1)骨髓瘤直接压迫神经根导致周围神经病。

(2)多发性骨髓瘤中有几种特殊类型涉及淀粉样蛋白沉积、M蛋白(主要是原发IgM)作用于髓鞘相关糖蛋白导致免疫介导的周围神经病。

(3)多发性骨髓瘤好发于老年人,特别是那些有神经病变的患者,其发病概率更高。高龄、糖尿病病史、血管病变史、肥胖、晚期疾病分期以及肌酐清除率降低等,都是增加多发性骨髓瘤周围神经病风险的促进因素和危险因素。

(4)一些药物(硼替佐米、沙利度胺、长春碱类较多见)可损伤周围神经,部分患者连用地米可减少周围神经病的发生。

3. 应筛查哪些患者

MM初始诊断时很少伴有相关的周围神经病,该病多由合并的AL型淀粉样变性引起。出现神经系统表现时,需要尽快评估有无脊髓压迫症或高黏滞血症。另外,治疗药物如硼替佐米、沙利度胺等的毒性可导致周围神经病。患有糖尿病、肥胖等基础疾病者容易发生周围神经病。

筛查评估包括以下基本内容。

(1)仔细采集病史。

(2)评估小神经纤维的功能:检查热觉或针刺觉,以及用10 g单丝放在拇趾远端背面检测轻触觉。

(3)评估大神经纤维的功能:用128 Hz音叉检测振动觉,检测本体感觉(关节位置觉),以及检测踝部深腱反射(与较近端部位相比较)。

4.周围神经病该怎么治疗

原发病的控制:多发性骨髓瘤引起的周围神经病,关键在于对原发病的控制(例如AL型淀粉样变性引起自主神经症状:腹泻)。

调整治疗:对于药物引起的周围神经病,应降低用药频率、剂量或改变治疗方式,例如硼替佐米从每周2次改为每周1次,或从静脉用药改为皮下注射。

对症治疗:使用神经保护剂尽可能修复神经的病理变化,减轻周围神经病的损伤程度。可选择药物包括:B族维生素(B_1、B_6、B_{12}、甲钴胺、腺苷钴胺、叶酸)、神经妥乐平、神经生长因子、神经节苷脂等促进神经修复的药物,以及谷胱甘肽抗氧化剂(α-硫辛酸)等。以上不同种类的药物可单用或联合使用。

对于神经性疼痛,在神经保护剂治疗的基础上,建议采用神经止痛药,如卡马西平、普瑞巴林、度洛西汀等。

康复治疗:患者可着宽松衣服和鞋袜,进行温水足浴,采用针灸等辅助治疗。

MM患者在病程中若出现麻痹性肠梗阻,应立即停用相关药物,给予胃肠减压、保留灌肠等对症处理;若出现尿潴留,也应立即停用相关药物,给予局部热敷、针灸、按摩、导尿等对症处理。

(陆军军医大学第二附属医院　王皓香)

4.11　多发性骨髓瘤病例诊治分享

4.11.1　肾脏受损应警惕多发性骨髓瘤

1.“泡沫尿”可能不仅仅是肾脏出了问题

65岁的印女士在2022年3月底突然出现泡沫尿,夜尿增多,胃口也变差了;她吃了一段时间的中药,病情反而加重,出现了恶心、呕吐。4月底,印女士到我院肾内科就诊,血液检查发现肌酐高达674 μmol/L,免疫固定电泳提示轻链λ型,血M蛋白2.0 g/L,血清游离轻链κ 55.42 mg/L,血清游离轻链λ 11766.25 mg/L,24小时尿M蛋白5054 mg,肾穿刺活检提示轻链λ型肾病,骨髓查见单克隆浆细胞。印女士最后被诊断为

"①多发性骨髓瘤轻链λ型,DSⅢB期,ISSⅢ期;②多发性骨髓瘤肾病"。2022年5月6日,开始予DRD方案(达雷妥尤单抗+硼替佐米+地塞米松)治疗,并予规律透析治疗(3次/周)。2022年9月1日,印女士复查血M蛋白0.5 g/L,24小时尿M蛋白214 mg,血清肌酐291 μmol/L。以上检查结果提示,经过4个月的规律治疗,印女士的多发性骨髓瘤得到了很好的控制,肾功能也明显改善,经肾内科医生评估,可不再进行透析治疗。2023年4月3日,印女士完成了8个周期的DRD方案治疗,血尿中的M蛋白已消失,提示病情完全缓解,而且在未透析的情况下,肌酐未再升高。此后,印女士进入维持治疗阶段(图4.12)。

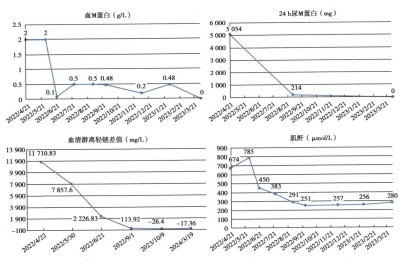

图4.12 血M蛋白、24 h尿M蛋白和肌酐随治疗时间的变化趋势

2. 多发性骨髓瘤肾病需要及时治疗

多发性骨髓瘤为血液系统第二大恶性肿瘤，中位发病年龄为 50～60 岁，目前仍为不可治愈性疾病。多发性骨髓瘤患者主要表现为四大症状：高钙血症（hypercalcemia）、肾功能不全（renal insufficiency）、贫血（anemia）、骨病（bone disease）。因此，多发性骨髓瘤又被称为螃蟹病（CRAB）。

多发性骨髓瘤始于恶性增殖的单克隆浆细胞，这些细胞持续分泌破骨细胞活性因子，从而激活破骨细胞，导致骨质溶解、破坏，引起骨骼疼痛；大量骨质破坏继而引起高钙血症；同时，恶性的浆细胞聚集在骨髓腔内，挤走健康的血细胞，导致贫血；此外，这些恶性浆细胞会分泌大量异常蛋白沉积在肾脏，引起肾脏损害。这就是多发性骨髓瘤主要表现为 CRAB 症状的原因。

由印女士的就诊经历可见，许多以肾功能不全起病的多发性骨髓瘤患者，最初都是就诊于肾内科。有经验的肾内科医生一般都会做免疫固定电泳，而一旦免疫固定电泳阳性，就需要高度怀疑多发性骨髓瘤的可能，那么这个时候就需要完善骨髓穿刺，进一步明确诊断。

一旦确诊为多发性骨髓瘤，那么无论患者的症状是什么，对多发性骨髓瘤本身的治疗都是必不可少的，只有原发病得到了控制，诸如高钙血症、肾功能不全、贫血及骨病之类的症状才能好转。

正如印女士肾穿刺的结果所示，多发性骨髓瘤（尤其轻链型)患者的肾脏中可见大量轻链沉积,这是导致印女士肾功能不全的罪魁祸首。对于印女士而言,只有从源头清除肿瘤细胞,抑制轻链继续沉积,才有机会恢复肾脏功能。我们可以看到,随着印女士的多发性骨髓瘤逐渐得到控制,她的肾脏也逐渐开始自主工作,不再依赖透析治疗。

4.11.2 自体造血干细胞移植治疗多发性骨髓瘤

1.不容忽视的"疼痛"——多发性骨髓瘤

52岁的徐女士在2020年9月初突然出现腰背部疼痛,活动后疼痛加剧,最初徐女士以为是过度劳累所致就没重视。11月初,徐女士在背重物后腰痛加重,无法直立行走,到当地医院查血常规发现贫血,血红蛋白70 g/L。肝功提示:球蛋白79 g/L,高于正常值,白蛋白26.7 g/L,低于正常值。PET/CT检查发现全身多处骨骼破坏,腰2椎体旁软组织肿胀并侵犯左侧腰大肌。

徐女士遂于11月15日到我院就诊,完善骨髓细胞学检查,提示浆细胞异常增生占42%,诊断考虑多发性骨髓瘤。流式细胞术检查见单克隆浆细胞。FISH提示1q21扩增阳性、14q32扩增阳性、TP53阳性。免疫固定电泳提示IgA-λ轻链型,血M蛋白33.9 g/L。徐女士最后被诊断为"①多发性骨髓瘤IgA-λ轻链型,DS分期ⅢA期,ISS分期Ⅱ期;②髓外浆细胞瘤"。2020年11月18日,开始给予第一疗程VRD方案(硼替佐米+来那度胺+地塞米松)治疗。治疗后,徐女士的腰背部疼

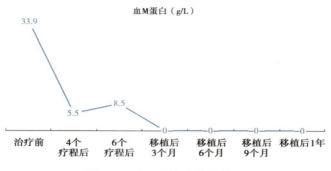

图4.13 血M蛋白变化趋势图

痛明显缓解,治疗期间查血M蛋白逐渐下降。治疗有效,医生继续以原方案治疗4个疗程,复查血M蛋白下降至5.5 g/L,疗效评估为部分缓解(图4.13)。

医生建议徐女士进行自体造血干细胞移植,她起初拒绝。继续VRD方案治疗2个疗程后,血M蛋白上升至8.5 g/L,疾病有进展趋势,医生再次向徐女士强调自体造血干细胞移植的重要性,她终于同意。2021年5月22日,予以大剂量环磷酰胺化疗联合人粒细胞基刺激因子+普乐沙福动员自体外周血干细胞,成功采集到足够数量干细胞。2021年6月25日,进行自体外周血干细胞移植。移植3个月后复查,徐女士的血尿M蛋白均为阴性,腰2椎体旁软组织肿胀消失,疗效评估为完全缓解。目前,徐女士正在进行硼替佐米联合来那度胺的维持治疗,疾病持续缓解。

2. 自体造血干细胞移植对多发性骨髓瘤患者的重要性

多发性骨髓瘤为血液系统第二大恶性肿瘤,中位发病年龄为 50~60 岁,目前仍为不可治愈性疾病。目前治疗主要分为诱导治疗、巩固治疗和维持治疗。诱导治疗通常采用蛋白酶体抑制剂硼替佐米联合免疫调节剂来那度胺联合地塞米松的三药联合骨架方案。对于年轻、身体状况好的患者,建议尽早接受自体造血干细胞移植巩固治疗。接受自体造血干细胞移植的患者相较于未接受移植的患者有更长的生存时间。巩固治疗后,建议维持治疗直到疾病进展,尤其是高危患者,建议至少双药联合维持治疗。徐女士起初接受规范化治疗 4 个疗程后,疾病达到部分缓解,医生建议徐女士进行自体外周血干细胞移植巩固治疗,但她最初拒绝了。继续 VRD 方案治疗 2 个疗程后,徐女士的病情有进展趋势,遂进行自体造血干细胞移植,进一步加深了她的疾病缓解程度,目前她仍处于持续缓解状态。

关于自体造血干细胞移植的时机,一般在诱导治疗 4~6 个疗程获得部分以上缓解后尽早进行。因为随着诱导治疗次数的增多,尤其是来那度胺使用超过 4 次后会影响干细胞的采集。徐女士在 4 个疗程后获得部分缓解,这个时候是她动员干细胞的最佳时机,但是她拒绝了。在 6 个疗程后,通过加用普乐沙福,最终成功采集到足够数量的干细胞。对于年龄偏大、既往化疗次数较多的患者,干细胞采集失败风险高,联合使用普乐沙福可以提高干细胞采集成功率。

(陆军军医大学第二附属医院　李甫,刘红云,周沙)

第五章

高端武器，升级打怪
——细胞治疗

5.1　造血干细胞移植的简介

造血干细胞是所有人体血细胞的起源细胞，具有高度自我更新能力及多向分化潜能，存在于骨髓、动员的外周血、胎儿脐带血等组织中。造血干细胞移植是指对患者进行大剂量全身放/化疗预处理以清除骨髓中的造血干细胞及肿瘤细胞，后将正常供体或冻存的自体造血干细胞经血管回输到患者体内，重建正常的造血和免疫功能，以达到治疗某些疾病的目的。

造血干细胞移植依据供者来源的不同可分为异基因、同基因和自体造血干细胞移植三种。此外，还可依据移植物来源的不同分为骨髓移植（bone marrow transplantation，BMT）、外周血干细胞移植（peripheral blood stem cell transplantation，PBSCT）和脐带血干细胞移植（cord blood stem cell transplantation，

CBSCT）。造血干细胞移植发展至今已近70年，现在中国每年实施的造血干细胞移植已经超过1.3万例，其中异基因造血干细胞移植超过1万例，自体造血干细胞移植超过3000例。ASCT技术体系发展至今已较为成熟，安全性良好，是改善淋巴瘤和多发性骨髓瘤患者生存结局的重要治疗策略。

采集造血干细胞的方式主要有两种：

（1）采集骨髓干细胞：从供体髂骨部位抽取骨髓，骨髓中除了有丰富的造血干细胞，还有基质细胞，经处理后回输给患者，少数异基因造血干细胞移植会采用此方式。

（2）采集外周血干细胞：将骨髓中的造血干细胞动员至外周血，通过血细胞分离机将其从外周血分离，其余血液成分则回输给供者，目前大部分造血干细胞移植采用此方式。

为了保障自体移植顺利开展，我们需要理想的动员方案，将足够数量的造血干细胞动员至外周血以供采集，以实现造血功能及免疫功能的重建。目前常用的动员方案包括：

（1）单用重组人粒细胞集落刺激因子（recombinant human granulocyte colony-stimulating factor，rhG-CSF）动员：俗称"平地动员"。

（2）化疗联合rhG-CSF动员：这是自体外周血干细胞最常采用的动员策略，应在计划化疗3～6个疗程后实施。

（3）rhG-CSF联合普乐沙福动员：普乐沙福是一种CXCR4趋化因子受体拮抗剂，可有效提高动员效果，适用于rhG-CSF动员失败的患者。

具备造血干细胞移植适应证的患者，在完成自体造血干细胞动员采集、移植前患者病情评估、供者健康查体后,如无明显禁忌证,则可入住层流病房进行造血干细胞移植。在输注干细胞前,患者需要接受大剂量化疗或化疗联合放疗预处理,以尽可能杀伤体内残留的肿瘤细胞并摧毁残存的造血干细胞,为采集冻存的自体造血干细胞腾出"空间"。目前淋巴瘤患者的 ASCT 尚无标准的预处理方案,多采用 BEAM 方案、BEAC 方案;中枢神经系统淋巴瘤多采用含有噻替派的预处理方案;而多发性骨髓瘤的预处理方案则多为马法兰。预处理结束后,通过静脉输注的方式,将冻存的自体造血干细胞回输到患者体内。回输后 2 ~ 3 周时间内,患者的造血功能获得重建。造血干细胞输注后,需要密切关注并处理脏器损伤、感染、复发等移植相关并发症。

新药时代自体造血干细胞移植的效果如何? 这是大家非常关注的问题。全球血液和骨髓移植网络回顾性研究表明,接受一线 ASCT 治疗的新诊断 MM 患者,4 年和 8 年的 OS 分别为 76% 和 45%。国内回顾性研究数据显示,非霍奇金淋巴瘤患者接受 ASCT 治疗后,3 年 PFS 超过 50%,3 年 OS 接近 70%。目前 ASCT 技术体系已非常成熟,长期随访结果也显示疗效良好,在淋巴瘤和多发性骨髓瘤的综合治疗中发挥着越来越大的作用。

不过,由于患教工作存在一些不足,患者及家属对移植治疗的疗效及风险认识不够,存在种种疑虑,甚至放弃了这一选择,错过了长期生存甚至治愈的机会。我们在进一步提升造血干细胞移植诊疗技术水平的同时,还需要关注造血干细胞移植技术体系的传播推广及健康宣教,使更多的患者受益。目前,生存已不再是造血干细胞移植技术体系发展的唯一目标,而全面提升患者的身心健康水平,帮助其完全回归家庭和社会角色生活,应成为未来医患双方更多关注和促进。

(空军军医大学第二附属医院　严学倩)

5.2　自体造血干细胞移植治疗淋巴瘤

近年来,单克隆抗体、小分子靶向药物以及包括CAR-T在内的免疫治疗的应用显著提高了淋巴瘤患者的近期疗效和长期生存率,但自体造血干细胞移植(ASCT)仍在整体治疗中占据重要地位,是部分淋巴瘤患者实现治愈的关键手段。下面,我们就围绕几个问题来给大家介绍一下淋巴瘤的ASCT是怎么回事。

1.哪些淋巴瘤患者需要做ASCT

根据《造血干细胞移植治疗淋巴瘤中国专家共识(2018版)》,ASCT适用于对化疗敏感、年龄相对较轻、体能状态较好、具有不良预后因素的NHL患者的一线诱导化疗后的巩固治疗,也适用于一线治疗失败后对挽救治疗敏感患者的巩固治疗。目前推荐的ASCT一线巩固治疗适应证包括:年龄≤65岁的MCL,除ALK阳性的ALCL外的各类型侵袭性PTCL,年轻高危DLBCL等。ASCT作为标准的解救性巩固治疗的适应证包括：复发或原发难治的DLBCL，挽救治疗敏感的第1次或第2次复发的FL，挽救治疗敏感的复发或原发难治的HL。此外，是否进行ASCT治疗还需要专科医生综合评估后决定。

2.ASCT包括哪些步骤

具有ASCT适应证的淋巴瘤患者，在前期诱导治疗后需要经过评估达到完全缓解或部分缓解的状态，且体能状态良好，经全面评估无移植禁忌证后，可考虑进行自体造血干细胞移植。近些年，新药的联合使用使更多的患者在移植前达到了完全缓解的状态，进一步提高了移植后的生存率。

ASCT的具体步骤如下。

（1）干细胞动员和采集：经过不同的动员方案，如粒细胞集落刺激因子（G-CSF）单药或联合化疗、G-CSF联合CXCR4受体拮抗剂普乐沙福，将骨髓中的造血干细胞动员到外周血，通过血细胞分离机采集外周血造血干细胞（优质动员目标值为CD34$^+$细胞≥5.0×10^6/kg，达标动员目标值为CD34$^+$细胞≥2.0×10^6/kg），加入冻存液冷冻保存备用。

（2）预处理：移植前给予大剂量化疗进行预处理以最大限度地清除或降低肿瘤负荷。淋巴瘤常用预处理方案包括：BEAM方案（卡莫司汀+依托泊苷+阿糖胞苷+马法兰）、BEAC方案（卡莫司汀+依托泊苷+阿糖胞苷+环磷酰胺）、CBV方案（环磷酰胺+卡莫司汀+依托泊苷）以及包含TBI（全身照射）的方案。在此基础上，B细胞NHL移植预处理方案可加用利妥昔单抗提高疗效。预处理期间医生会给予相应的药物及输血等措施预防或减轻不良反应。

（3）回输和造血重建：预处理后将事先冻存的造血干细胞回输给患者，等待造血干细胞分化出成熟的血细胞。停用G-CSF后，中性粒细胞 >0.5×10⁹/L连续3天即达到粒系重建。脱离血小板输注，血小板 >20.0×10⁹/L连续7天即达到巨核系重建。

3.ASCT后该如何治疗和随访

疾病复发是导致患者ASCT治疗失败和死亡的主要原因之一，而ASCT后进行有效的维持治疗有助于降低复发风险和避免治疗失败，提高生存率。目前针对不同亚型淋巴瘤的维持治疗，包括利妥昔单抗、来那度胺、西达本胺等药物的最佳维持治疗方法和周期尚在摸索之中。

ASCT后3～6个月患者的免疫力才能恢复正常，应注意感染的预防。另外，需要定期到门诊进行检查，推荐频次为第1年每3个月随访1次，第2年、第3年每6个月随访1次，第4年、第5年每年随访1次，如有不适症状应该随时就诊。

（西安交通大学第二附属医院　王芳侠）

5.3　自体造血干细胞移植治疗多发性骨髓瘤

近年来，随着众多新药和新治疗方式的涌现，MM患者的治疗效果显著改善，无病生存时间有效延长。但遗憾的是，到目前为止MM仍然无法治愈。长期临床实践表明，ASCT不但能使患者获得更好的临床疗效，而且更是新诊断MM患者的推荐治疗选择之一。

在临床工作中，常有患者会问："大夫，我能做移植吗？"那么，哪些MM患者适合做ASCT呢？首先，在确诊MM之后、开始诱导治疗之前，就要确定能不能做ASCT、要不要做ASCT。因为做与不做，所选择的诱导方案是不完全相同的。一般来说，年龄≤65岁、体能状况好的患者，在经过有效的诱导治疗后，应将ASCT作为首选的治疗手段。高龄并不是ASCT的禁忌，对于65岁以上的患者，在经验丰富的治疗团队谨慎评估后也可以进行ASCT。在移植前需要完善一系列的检查评估心、肺等重要脏器功能。肾功能不全甚至需要透析的患者也能安全接受ASCT，但需要调减预处理药物剂量。对于有心脏疾病或因继发淀粉样变性导致心功能不全的患者，应在有效改善心功能后再考虑ASCT。如果移植前有明确的感染，考虑到活动性、潜在加重的感染可能增加移植相关不良事件发生，建议感染有效控制后再考虑ASCT。对于无独立生活能力、精神异常的患者，不推荐ASCT。

还有患者会问："什么时候做ASCT最合适呢？"移植前需要进行有效的诱导治疗以尽快减轻肿瘤负荷、恢复脏器功能。一般经过4~6个疗程诱导治疗，疗效达部分缓解及以上就可以着手准备ASCT。值得注意的是，决定做ASCT的患者，前期诱导治疗和动员干细胞时应尽可能避免使用损伤干细胞的药物。长时间使用来那度胺、达雷妥尤单抗等药物，会影响干细胞的成功动员和采集。因此，一般在4~6个疗程诱导治疗后，最好是在3~4个疗程后采集干细胞。有患者犹豫："是在初诊时还是在复发后做移植呢？"ASCT可分为早期移植和晚期移植，早期移植一般是指4~6个疗程诱导治疗后立即进行ASCT，此时患者身体状况良好，治疗耐受性好，治疗经费相对充足，高危患者也有机会获得更深层次缓解，总体费用相对低，成本效益更高。而晚期移植多数情况为复发后再回输，彼时患者身体情况和骨髓功能较差，若疾病快速进展有可能丧失移植机会，影响总体临床获益。因此，目前认为早期移植优于复发后的晚期移植。

那么，移植具体怎么做呢？首先，使用药物（如粒细胞刺激因子、环磷酰胺等化疗药物、CXCR4抑制剂等）将骨髓中的造血干细胞动员至外周血，再使用血细胞分离机将造血干细胞从外周血中分离出来并进行冻存。随后，患者将进入移植病房进行预处理，目前常用的预处理方案是美法仑200 mg/m²，肾功能不全者需要减量至140 mg/m²。预处理结束后，患者的身体准备好接受干细胞，便将冻存的干细胞解冻复温，通过静脉输注的方式输入体内，干细胞会自动迁移到骨髓并开始产生新的血细胞。血象恢复后，移植即完成。从预处理到恢复，整个移植过程大约要3~4周时间。高危MM患者在半年内连续做两次干细胞移植（串联ASCT）会显著获益，因此，强烈推荐高危MM患者一次干细胞采集尽可能采够两次移植所需的干细胞数量，并在第一次移植后3~6个月进行串联移植。

ASCT 之后还需要治疗吗？迄今为止,MM 仍很难根治,ASCT 可以使疾病稳定一段时间,但仍需后续治疗。移植后是否进行巩固治疗仍存在争议,一般情况下,需要在 ASCT 后进行再分层,对于高危患者,巩固治疗 2~4 个疗程后进入维持治疗。维持治疗的时长和方案需要根据疾病的危险度分层和患者的状态来决定。

最后来回答一个患者通常非常关心的问题——ASCT 安全吗？总体来说,ASCT 是非常安全的治疗方式,最常见的不良反应主要是骨髓抑制相关的感染和出血风险,其他还包括口腔和胃肠道的黏膜炎、恶心、呕吐、食欲减退等消化道症状,但在专业医疗人员的处理和照护下,这些症状均能得到改善。

（空军军医大学第一附属医院　张娜,高广勋）

5.4　异基因造血干细胞移植治疗淋巴瘤和多发性骨髓瘤

异基因造血干细胞移植(allo-HSCT)是淋巴瘤和多发性骨髓瘤治疗中的"终极武器"。为什么叫作"终极武器"呢？到目前为止,allo-HSCT 仍然是大部分淋巴瘤和多发性骨髓瘤患者唯一的治愈手段。但感染、急慢性移植物抗宿主病等移植相关并发症会影响患者的生存时间和生活质量,因此并不是所有患者都适合接受 allo-HSCT 治疗。随着医疗技术的发展,特别是近十多年以来对淋巴瘤和骨髓瘤发生机制研究的进一步深入,以单克隆抗体、小分子通路抑制剂、细胞免疫治疗等为代表的新药不断涌现,极大地丰富了临床医生的"武器库"。因此,异基因造血干细胞移植就像"东风快递"一样,在某些特殊情况下才会动用。

我们来捋一下什么样的特殊情况需要用到这件"终极武器"。表5.1总结了allo-HSCT治疗淋巴瘤和多发性骨髓瘤的适用范围。原则上,对于初诊的高度侵袭性淋巴瘤,如果目前还没有更好的治疗药物或方案,且有合适的供者,可以考虑异基因造血干细胞移植;年轻的初诊高危骨髓瘤患者也可以考虑异基因造血干细胞移植。对于经过治疗后复发或疗效不佳的淋巴瘤或骨髓瘤患者,首先还是看有没有合适的新药或者临床试验可选,如果没有新药可选,在患者的身体条件和供者条件都合适的情况下,可以考虑异基因造血干细胞移植。

表5.1 异基因造血干细胞移植的适用范围

诊断	一线	复发难治
伯基特淋巴瘤	—	年轻
弥漫大B细胞淋巴瘤、高级别B细胞淋巴瘤	—	无新药临床试验,无条件用CAR-T
套细胞淋巴瘤	—	年轻
外周T细胞淋巴瘤	特殊类型(肝脾T等)	有合适供者
NK/T细胞淋巴瘤	晚期,且有合适供者	有合适供者
惰性淋巴瘤	—	年轻,伴有高危因素
霍奇金淋巴瘤	—	ASCT后复发
多发性骨髓瘤	年轻,伴有高危因素	挽救治疗,ASCT后复发

如果患者符合异基因造血干细胞移植的条件,应该在什么时候做移植呢?临床上,患者常会问:"医生,我可不可以不做化疗,直接就做移植?""医生,做完移植,淋巴瘤是不是就'治断根'了?"首先,无论是初诊还是复发的淋巴瘤,最佳移植时机都是在经过治疗取得完全缓解以后,这个时候患者体内残留的肿瘤细胞最少,移植后复发的概率最低。其次,此时患者的身体机能状态也恢复到相对最佳,发生移植相关并发症的概率也相对更低。因此,进行异基因造血干细胞移植前,需要通过化疗、放疗、CAR-T等方法,尽量使患者达到完全缓解。如果通过上述治疗确实无法达到完全缓解,也可以进行挽救性移植,但是移植后淋巴瘤复发的概率是完全缓解患者的两倍甚至更高。

异基因造血干细胞移植和自体造血干细胞移植不同,在输入供者的造血干细胞之前,患者需要接受大剂量的放化疗,其目的是彻底清除患者体内的造血系统和免疫系统,为异体造血干细胞的植入创造条件(图5.1)。所以目前还不存在所谓的"不做放化疗,直接做移植"的方法,放化疗是异基因造血干细胞移植预处理的一部分。供者的造血干细胞在患者体内成长起来以后,重建新的造血系统和免疫系统,依靠新的免疫系统,最终清除体内残存的肿瘤细胞。

异基因造血干细胞移植后仍然有部分患者可能复发,极少数患者还可能发生第二肿瘤。因此,移植后患者还要定期到医院随访复查。对于高危患者,可能需要使用一些维持治疗的药物来预防肿瘤复发。

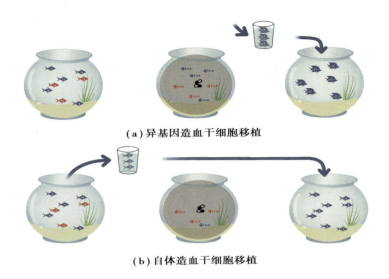

（a）异基因造血干细胞移植

（b）自体造血干细胞移植

图5.1　异基因造血干细胞移植与自体造血干细胞移植的区别示意图

随着科学技术的发展,未来可能会出现更加安全有效的新药和治疗方法,有可能替代异基因造血干细胞移植的地位。与此同时,移植技术也在不断进步,无数科学家们正致力于降低移植后并发症和复发率的研究。未来的造血干细胞移植会更加安全、有效,适用范围也可能更广。造血干细胞移植和新药的联合治疗,有望成为治愈肿瘤的"终极武器"。

（陆军军医大学第二附属医院　曾韫璟）

5.5　CAR-T到底是什么

肿瘤靶向治疗领域一个非常重要的方向就是寻找肿瘤特

有标志，即靶点。这些靶点在其他重要器官或组织细胞上不存在，或很少存在，或即使存在但对机体影响不大，这样针对这些靶点的治疗就能较专一地杀伤肿瘤，而不影响或很少影响正常器官组织的功能。例如，CD19、CD20之于B细胞淋巴瘤，虽然在正常B细胞上也有存在，但B细胞功能的削弱并不会对患者生命构成高度威胁，因此针对CD19或CD20的治疗就成为靶向治疗的典范。针对CD19、CD20这样的靶点，既往我们可以设计抗体类药物来发挥治疗效应，这几年来，我们也可以设计CAR-T来靶向这些靶点，发挥治疗B细胞淋巴瘤的效应。

CAR-T的中文全称是嵌合抗原受体T细胞免疫治疗，是继化疗、放疗和手术治疗之后的另一强有力的抗肿瘤疗法，接下来我们详细介绍一下这种疗法。

"免疫"一词来源于拉丁语，有排除细菌、病毒等外来物的意思，而淋巴细胞构成了我们身体重要的免疫防御体系，对细菌、病毒、肿瘤等"非己物"产生排斥作用，其中，对体内突变细胞的及时识别、杀伤和清除的功能，称为免疫监视功能，可以确保我们少得肿瘤甚至不得肿瘤。因此，我们在日常生活中经常听到一些专家建议我们积极锻炼、注意养生，以提升免疫力，一方面能减少感冒和感染，另一方面也能减少肿瘤的发生。

然而，我们还是看到了很多患者发生肿瘤，这说明肿瘤能通过各种机制逃避免疫监视并存活下来。而CAR-T则可以识别前文提及的肿瘤特异性靶点，恢复对肿瘤的识别和杀伤，从而治疗肿瘤。

这种疗法先通过选择性白细胞单采技术抽取患者外周血中的单个核细胞,这些单个核细胞里富含T淋巴细胞,技术人员再分选出这些T淋巴细胞,并在体外给这些T淋巴细胞装上可以识别相应肿瘤细胞抗原的CAR,即嵌合抗原受体。例如,针对复发难治性B细胞淋巴瘤,我们通过检测知道细胞表面存在CD19,我们就可以设计识别CD19的CAR,并将其安装到T淋巴细胞上,构建靶向CD19的CAR-T细胞。

安装了CAR的T细胞如同装上了GPS导航系统,当我们把这些CAR-T细胞回输到患者体内时,这些CAR-T细胞士兵就能精准识别肿瘤细胞,更重要的是,在识别肿瘤细胞的过程中,CAR-T细胞还能获得增殖信号、激活信号,发挥释放细胞因子、直接杀伤肿瘤细胞、诱导肿瘤细胞凋亡等效应,最终杀灭所有肿瘤细胞,达到非常好的治疗效果(图5.2)。

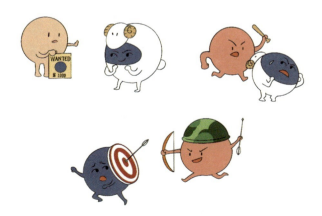

图5.2 CAR-T细胞可精准识别肿瘤细胞

目前,研究成熟且广泛应用的CAR-T包括针对B细胞淋巴瘤和急性B淋巴细胞白血病的靶向CD19的CAR-T,以及针对多发性骨髓瘤的靶向B细胞成熟抗原(B cell maturation antigen,BCMA)的CAR-T。当患者面临常用治疗药物无效、疾病复发难治的困境时,CAR-T仍能发挥强大的治疗作用。

但我们必须客观地认识到,T细胞免疫功能调控是一个极其复杂的过程,存在很多限制CAR-T发挥作用的机制。例如,胰腺癌、肝癌等实体肿瘤一方面缺乏已知的特异性靶点,另一方面又有纤维组织层层包裹肿瘤细胞,像城墙一样保护着肿瘤细胞不被CAR-T细胞接触,从而影响CAR-T治疗这一类实体瘤的效果;再如,机体存在免疫检查点,像汽车刹车一样控制着T细胞的功能,一旦T细胞激活,这些"刹车片"随即发挥作用,限制T细胞的功能,也可能导致CAR-T治疗失败;除此之外,嵌合抗原受体是人工合成的,也可能被患者自身的免疫系统识别并清除,导致CAR-T治疗失败。因此,如何进一步提升CAR-T的疗效,成为广大医学科研工作者面临的挑战。

(浙江大学医学院附属第二医院 刘辉)

5.6 CAR-T治疗淋巴瘤

近年来,CAR-T在淋巴瘤的治疗中无疑是最耀眼的明星,也是最具有革命性的免疫细胞治疗方法,还是目前上市的唯一"活的"药物。

目前上市的针对淋巴瘤的CAR-T产品主要是靶向CD19抗原,其在治疗复发难治性B细胞淋巴瘤方面,可以达到50%以上的完全缓解率和70%以上的总体缓解率,以及40%左右的5年总生存率。但遗憾的是,约20%的晚期淋巴瘤患者,由于免疫衰竭,无法采集到足够的淋巴细胞或淋巴细胞在体外无法很好地扩增,从而失去CAR-T的治疗机会。

那么,淋巴瘤患者是否可以提前使用CAR-T呢?国外开展了基于挑战弥漫大B细胞淋巴瘤二线化疗和挑战一线治疗的临床研究,证明了CAR-T治疗时机前移可以获得更好的疗效。除了弥漫大B细胞淋巴瘤,CAR-T在治疗套细胞淋巴瘤、滤泡性淋巴瘤等其他B细胞淋巴瘤时也取得了较好的疗效。除了靶向CD19的CAR-T细胞,其他靶向B细胞抗原的抗CD20、抗CD22的CAR-T细胞的临床研究也在不断推进中。

相比靶向CD19的CAR-T在B细胞淋巴瘤中的成熟应用,针对T细胞淋巴瘤的CAR-T细胞的临床研究进展较缓。主要原因是T细胞淋巴瘤患者骨髓受到浸润,可能失去自体CAR-T的治疗机会;而目前采用患者的T细胞来制备CAR-T细胞时,靶向T细胞抗原的CAR-T细胞容易出现自相残杀的情况,导致CAR-T治疗失败。有多项临床研究正在探索靶向CD7、CD5等T细胞抗原的CAR-T治疗T细胞淋巴瘤的效果。此外,靶向CD30的CAR-T在治疗复发难治性经典型霍奇金淋巴瘤以及间变大细胞淋巴瘤中也取得了较好的效果。对于霍奇金淋巴瘤,抗CD30 CAR-T已经成为新药治疗时代的重要补充。而针对EBV编码抗原的抗gp350 CAR-T则有希望成为治疗

EBV相关淋巴瘤的重要选择。

CAR-T风险大吗？这是患者们常担心的问题。CAR-T的不良反应，主要是细胞因子释放综合征（cytokine release syndrome，CRS）、免疫效应细胞相关神经毒性综合征（immune effector cell-associated neurotoxicity syndrome，ICANS）、凝血功能异常、脏器功能损害、骨髓功能长期抑制等。此外，由于淋巴瘤抗原往往缺乏高度特异性，CAR-T也会引发一些不可避免的脱靶反应，损害到正常的细胞或者机体组织。例如，靶向CD19 CAR-T细胞会引发正常B细胞的清除，导致患者出现无法避免的体液免疫功能缺失。针对CRS和ICANS的预防和治疗，可以合理应用糖皮质激素、司妥昔单抗以及妥珠单抗，必要时可以进行免疫吸附和血浆置换，从而得到有效的控制。总体而言，CAR-T有较好的安全性，年龄和体能已经不是限制CAR-T应用的绝对因素，在心、肺等重要脏器功能完备的前提下，即便体能评估3~4分、90岁以上的患者也可以接受CAR-T治疗。对于特殊部位淋巴瘤如中枢神经系统淋巴瘤，CAR-T也被证明安全有效；而对于弥漫性肠道淋巴瘤，CAR-T可能引发肠穿孔，需要谨慎对待。

CAR-T面临着治疗无效和治疗后复发的问题，约60%的淋巴瘤患者最终出现CAR-T治疗失败。CAR-T治疗失败的原因包括T细胞耗竭、淋巴瘤细胞的抗原丢失以及抑制性免疫微环境状态。通过技术改进或联合增效的CAR-T策略，可能突破CAR-T的瓶颈，临床上已在探索CAR-T联合BTK抑制剂、来那度胺或PD-1/PD-L1抑制剂的效果。此外，对于体能较好的淋巴瘤患者,可以考虑自体移植联合CAR-T的治疗策略,而对于体能较差的患者,则可以考虑CAR-T联合自体移植以及二次CAR-T的"三明治"疗法。对于部分高危淋巴瘤患者,尤其是经过多次CAR-T治疗失败,或CAR-T细胞体内扩增很差,CAR-T联合异基因造血干细胞移植也可以提高CAR-T的疗效。

除了自体CAR-T,通用性CAR-T(UCAR-T)、CAR-NK、CAR-γδT等临床试验也在推进中,未来CAR-T细胞的改造和治疗策略的优化将有助于进一步提高CAR-T的治疗成功率。

(徐州医科大学附属医院 桑威)

5.7 CAR-T治疗多发性骨髓瘤

多发性骨髓瘤目前仍是一种难以治愈的疾病,患者在复发过程中,可以选择的药物越来越少,因此需要引入更多的治疗手段。CAR-T是一种全新的细胞免疫疗法,类似于精确制导导弹,对靶肿瘤具有极高的杀瘤效率。针对复发难治性B细胞淋巴瘤、急性B淋巴细胞白血病,CAR-T的疗效有目共睹。而在骨髓瘤领域,也已有两款用于治疗复发难治性多发性骨髓瘤的CAR-T产品在美国上市,同时,全球范围内有多项CAR-T临床试验也报道其具有良好的效果,是复发难治性多发性骨髓瘤患者的新选择。

然而,在2023年之前,国内并没有针对骨髓瘤的CAR-T

产品获批,因此有需求的复发难治性多发性骨髓瘤患者只能参加临床试验,而临床试验对患者的要求较高。一般来说,首先患者需要接受至少三种不同的化疗方案,其次肿瘤细胞表面要表达CAR-T所针对的靶点,此外还要求患者有基本的体能、精神状态、肝肾心肺等重要脏器功能储备。若患者有传染性疾病(如HIV感染、活动性结核、活动性乙肝等),则不能进入临床试验。而CAR-T产品上市后,其适应证的要求会有所降低,患者的选择余地更大,会有更多的复发难治性多发性骨髓瘤患者从CAR-T中获益。

CAR-T作为治疗复发难治性多发性骨髓瘤的新军,患者最为关心的当然是其疗效和安全性。从目前已有数据来看,比较成熟的多发性骨髓瘤CAR-T产品的靶点是BCMA,疗效普遍较好。例如,已在美国上市的Abecma®与Carvykti®在上市前的临床试验数据显示,整体的总体反应率都在80%以上,患者的中位无进展生存期超过20个月。目前,我国上市的CAR-T产品,总体反应率甚至达到95%以上,中位无进展生存期最高达2年,效果甚至略好于国外产品。

大多数药物在治疗疾病的同时,也会存在一定的不良反应,CAR-T也不例外。CAR-T的不良反应主要出现在回输后1个月内,包括CRS、神经毒性、血液学毒性、感染等。CRS是大部分患者需要经历的不良反应,通常在CAR-T细胞输注后的1周内发生,常见表现为发热,少数患者也可能出现3级以上的重度CRS,需要临床医生关注并及时处理。在CAR-T治疗骨髓瘤的过程中,神经毒性的发生率不高,可表现为不同程度的意识障碍甚至癫痫发作,但通常情况下,经过适当治疗,患者在恢复后大脑功能不会受损。血液学毒性主要为贫血、血小板减少、白细胞减少,通过输血、刺激造血,大多数患者可恢复。与治疗B淋巴母细胞白血病/淋巴瘤靶向CD19 CAR-T相比,以BCMA为靶点的CAR-T的CRS普遍更轻,多数不超过2级,神经毒性的严重程度也明显更低,而消化道不良反应更为常见。

此外,BCMA CAR-T治疗后患者的B细胞和浆细胞会被一定程度地清除,导致部分患者的免疫功能存在一定程度的受损,从而使这部分患者的感染风险相较于健康人群有所上升。因此,患者日常生活中要注意个人卫生,包括饮食、环境卫生,避免多人聚集。此外,适当运动、规律作息、加强营养均有利于增强免疫力。在长期随访中,除了感染风险增高,接受CAR-T治疗的患者与普通人无异。

尽管CAR-T具有良好的疗效,但仍有部分患者在接受CAR-T治疗一段时间后出现疾病复发或进展。对于这部分患者,可以选择之前没有使用过的药物进行治疗,即使既往产生耐药的药物,在CAR-T治疗后再次使用也可能有一定的疗效。有条件的患者可以尝试造血干细胞移植或新药临床试验,还可以选择针对其他靶点如GPRC5D的CAR-T,甚至可以选择相同靶点的CAR-T再次回输。有研究报道,在接受CAR-T治疗后出现复发的患者中,首次挽救治疗的有效率约为43.4%,中位无进展生存期约为3.5个月,中位生存期约为17.9个月。其中针对BCMA靶点的双抗药物或二次CAR-T的疗效更突出，总生存期可达21.3个月。

　　虽然目前CAR-T在多发性骨髓瘤的治疗方面仍面临许多挑战，但已取得的成绩依然令人鼓舞。开发出疗效更持久、成本更低的CAR-T产品是科学家们正在奋斗的方向。未来，CAR-T有望飞入寻常百姓家，给骨髓瘤患者带来"长治久安"！

　　　　　　（华中科技大学同济医学院附属同济医院　李春蕊）